中国医学临床百家·病例精解

首都医科大学宣武医院

神经遗传代谢病例表型分析和分子解读

儿童篇

王朝东　张礼萍 ◎ 主编

邓远飞　高乐虹　王宪玲 ◎ 副主编

科学技术文献出版社
SCIENTIFIC AND TECHNICAL DOCUMENTATION PRESS

·北京·

图书在版编目（CIP）数据

首都医科大学宣武医院神经遗传代谢病例表型分析和分子解读. 儿童篇 / 王朝东，张礼萍主编. -- 北京：科学技术文献出版社，2025. 3. -- ISBN 978-7-5235-2287-5

Ⅰ. R741

中国国家版本馆CIP数据核字第2025NG2252号

首都医科大学宣武医院神经遗传代谢病例表型分析和分子解读. 儿童篇

策划编辑：付秋玲　责任编辑：付秋玲　李　洋　责任校对：宋红梅　责任出版：张志平

出　版　者	科学技术文献出版社	
地　　　址	北京市复兴路15号　　邮编　100038	
编　务　部	(010) 58882938，58882087（传真）	
发　行　部	(010) 58882868，58882870（传真）	
邮　购　部	(010) 58882873	
官方网址	www.stdp.com.cn	
发　行　者	科学技术文献出版社发行　全国各地新华书店经销	
印　刷　者	北京地大彩印有限公司	
版　　　次	2025 年 3 月第 1 版　2025 年 3 月第 1 次印刷	
开　　　本	787×1092　1/16	
字　　　数	140千	
印　　　张	7.75	
书　　　号	ISBN 978-7-5235-2287-5	
定　　　价	98.00元	

编委会

前　言

　　遗传代谢性疾病是神经系统的一大类疾病，通常发病率较低，临床表现多样，且往往合并难以解释的全身并发症。多数患者有明显的家族史，但也有不少缺乏家族史的散发病例。同时，有些疾病家系遗传方式不典型、不明确，进一步加大了临床分析的难度。

　　基因检测是诊断神经遗传代谢病的重要手段。现有的基因检测技术包括一代、二代和三代测序。其中一代测序最为直接，可检测已知致病基因的点突变、重复突变和外显子重排等突变；但其检测基因有限，通量较低，通常对检测病例的临床诊断准确率及对目标基因的认识有较高的要求，容易发生漏诊。二代测序具有快速大规模筛查的能力，可检测出点突变、拷贝数变异及微小缺失 / 插入突变，适用于诊断把握性较低、需要大规模筛查的患者，或者一代测序出现阴性结果、不能排除存在其他突变的患者；该方法可筛选出大量可能的变异，但往往一时难以锁定致病性突变，需要结合生物信息学、遗传学及功能学等多种信息分析。三代测序主要用于诊断大片段缺失、重复和结构变异，目前尚未在临床大规模应用，但对某些疾病的独特诊断价值日益凸显。遗传代谢疾病诊断困难的主要原因是临床医师和基因检测机构虽然存在一定的认知优势，但也存在根本性的、难以弥补的认知缺陷。基因检测机构的主要优势是可对检出变异做出生物学解释，但由于工作人员缺乏临床知识背景，且无法真正面对患者，难以采集到精准的表型，有时难以做出与临床吻合的基因诊断；而多数临床医师缺乏遗传学知识，对如何选择基因检测方法、如何解读检测结果及如何理解其发病机制认识不足，对如何开展精准治疗、预防和遗传咨询更是一筹莫展。

　　宣武医院神经内科遗传代谢组自 2018 年 4 月成立以来，一直致力于探索临床医师可及的遗传代谢病诊断新模式。通过多年的努力，我们逐步建立了一套以精细化临床表型为基础，基于美国医学遗传学与基因组学学会（ACMG）专家指南建议和 ClinGen/ClinVar 等数据库提供的信息，并整合遗传学、生物信息学、基因功能学等多学科知识的遗传代谢病诊断新路径。我们开发了"五步法"数据解读体系，通过建立神经疾病多学科分子会诊门诊等形式，为神经内科、儿科、神经外科等学科提供分子级别的疑难病会诊，并提供精准治疗、遗传咨询和精准化预防等建议，获得了广泛的认可和支持。自2022年3月起，我们通过"临基医动"遗传代谢病数据解读沙龙的方式，在北京、广州、石家庄、深圳、重庆、哈尔滨、长春、呼和浩特、银川、昆明等10多个城市，与当地的成人及儿童神经科专家合作，开展该项技术的现场示范和推广应用。目前"临基医动"遗传代谢病数据解读沙龙已开展20期，解决了近百个来自各地的疑难病例的诊治问题，得到了同行们的高度认可。

为了进一步介绍上述技术的方法体系，我们编写了系列图书，分为成人篇和儿童篇两本，精选了部分成人和儿童期发病的病例，利用上述分析方法进行详细讲解。每个病例包括病历摘要、临床资料及专家点评。在诊断分析中，我们除了讲述其传统的定位和定性诊断分析，还从临床表型、遗传学、功能学和基因型－表型匹配分析角度，详细解读了临床和分子诊断的全过程。除此之外，我们还加上了精彩的专家点评，使其更加言简意赅、清晰易懂。这些内容可使临床医师完整地了解遗传病的基因与临床数据融合分析的方法，还可促进临床思维向基础思维的转化。

我们期待本书可为开展神经遗传代谢病诊治的成人和儿童神经科医师，从事该类疾病遗传和分子机制研究等相关领域的科学家和研究者，以及从事罕见病临床基因检测和生信分析相关行业的工作者提供较为生动的临床病例，为其临床和科研工作提供新的思路。

本书得到了多项国家级和北京市级课题资助，以及深圳市"三名工程"项目资助。同时，在编写和校正过程中，得到了沈亦平、邹丽萍、王玉平、李存江、黄旭升、曹立、李久伟等教授的大力支持与帮助，在此表示衷心的感谢！

由于时间、条件所限，本书中难免存在一些疏漏，期待读者提出宝贵意见，使我们能进一步改进和提升。

王朝东

目 录

病例 1

NEU1复合杂合突变导致唾液酸沉积症I型

【概述】

唾液酸沉积症是唾液酸苷酶基因缺陷引起的常染色体隐性遗传病，是一种罕见的溶酶体贮积病，分为I型和II型。唾液酸沉积症I型以进行性视力下降、眼底樱桃红斑、肌阵挛癫痫、小脑性共济失调为特征；唾液酸沉积症II型则在唾液酸沉积症I型的基础上合并骨骼发育异常、智能障碍、肝脾肿大，且发病年龄更早。全球范围内仅有不足50例明确报道的唾液酸沉积症I型。随着基因检测技术的发展，更多的患者得到明确诊断，近年来国内累计报道十余例唾液酸沉积症。

【病历摘要】

患者，男，37岁，主因"视物不清27年，发作性四肢抽搐11年，走路不稳7年"就诊。神经系统查体：神志清，构音障碍，双眼视力下降（可见眼前30 cm处指动），双眼水平眼震。四肢远端肌力5-级，四肢腱反射亢进，踝阵挛阳性，病理征阳性。双侧指鼻、跟-膝-胫试验欠稳准，轮替试验笨拙，一字步不能。头颅MRI示小脑萎缩。脑电图未见明显α节律，可见短程爆发出现中等波幅棘波节律。否认类似疾病家族史。

【临床资料】

1. 病史

（1）现病史：27年前无明显诱因出现视力下降，症状缓慢进展，从轻微视物模糊逐渐发展至近距离只能分辨指动。11年前开始出现发作性四肢抽搐，主要表现为躯干及肢体快速抽动，每次1～2下，发作过程意识清楚，频率波动在每周1次到每月1次，抗癫痫药物可部分缓解。7年前开始出现走路不稳，表现为不能走直线、走路摇晃，症状缓慢加重。5年前加重至不能独立行走，伴有言语不清及肢体不自主抖动，表现为言语含糊不清、语速慢，肢体抖动多出现在紧张和将要接触到目标物体时，于静止及休息时消失。发病以来不伴明显智力下降，无吞咽困难，无肢体麻木无力。当地医院行脑电图未见明显 α 节律，可见短程爆发出现中等波幅棘波节律，头颅 MRI 示小脑萎缩。现为进一步诊治，于我院门诊就诊，以"癫痫待查"收入病房。患者发病以来饮食、睡眠正常，大小便正常，体重无明显改变。

（2）出生史及生长发育史：足月顺产，智能发育正常，从小跑跳能力正常。

（3）家族史：患者父母否认近亲结婚，均体健。家族无类似疾病表现。

2. 体格检查

神志清，构音障碍，双眼视力下降（可见眼前 30 cm 处指动），双眼水平眼震，眼底查体可见樱桃红斑。四肢远端肌力 5− 级，四肢腱反射亢进，踝阵挛（+），病理征（+）。深浅感觉查体无异常。双侧指鼻、跟 − 膝 − 胫试验欠稳准，轮替试验笨拙，一字步不能。

3. 辅助检查

（1）血常规、电解质、肝功能、肾功能、心肌酶、肌酶、血脂、同型半胱氨酸、维生素 B_{12}、叶酸、甲胎蛋白等常规实验室检查未见明显异常。

（2）脑脊液常规、生化、涂片、免疫、自身免疫性脑炎抗体未见异常。

（3）脑电图：未见明显 α 节律，可见短程爆发出现中等波幅棘波节律。

（4）头颅 MRI：小脑萎缩（图 1.1）。

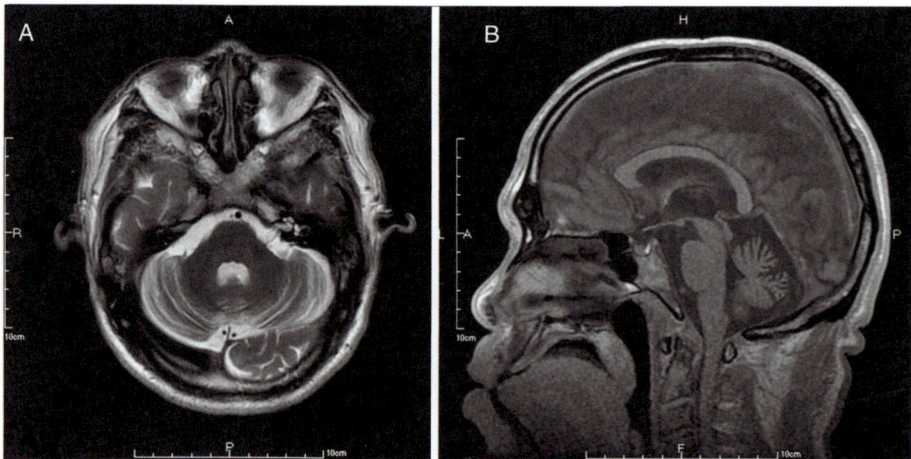

图 1.1 头颅 MRI 显示小脑明显萎缩

4. 基因检测分析

全外显子测序分析：针对家庭中父母和孩子三人组（Trio）全外显子测序分析结果

提示，*NEU1* 基因存在复合杂合突变：2 号外显子一处错义突变 [NM_000434.3：c.239C ＞ T（p.Pro80Leu）]，5 号外显子的错义突变 [NM_000434.3：c.880C ＞ T（p.Arg294Cys）]（图 1.2）。

（1）基因 – 疾病关系证据（*NEU1*）强。

（2）美国医学遗传学与基因组学学会（American College of Medical Genetics and Genomics，ACMG）评级[①]。NM_000434.3：c.239C ＞ T（p.Pro80Leu），可能致病（likely pathogenic，LP），PS4_Moderate+PM1+PM2_Supporting+PP3+PP4（已报道 2 例）。

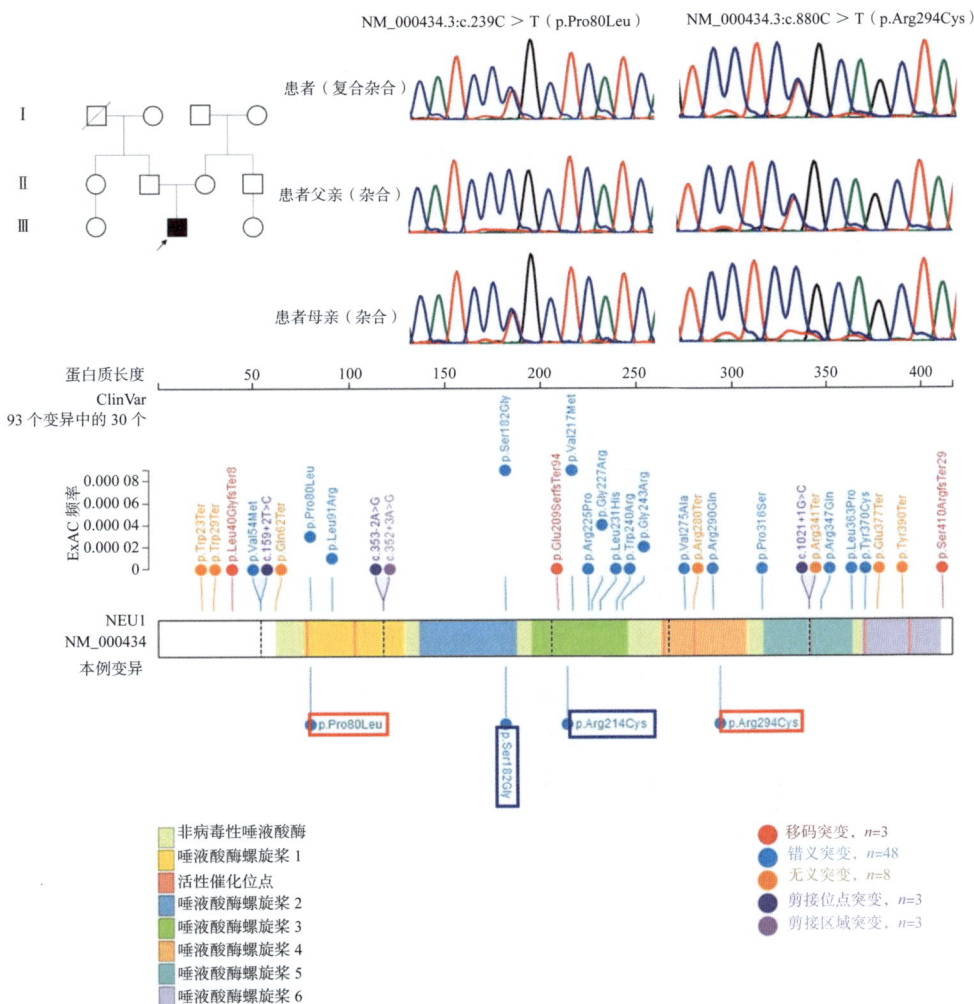

A. 家系图；B. Sanger 验证结果；C. ClinVar 报道 *NEU1* 基因致病性突变位点分布（红框为本例患者变异位点）。

图 1.2　患者家系图、基因检测结果及已报道位点汇总

---

① 　编者注：本书涉及的美国医学遗传学与基因组学学会评级标准见附录。

NM_000434.3：c.880C ＞ T（p.Arg294Cys），LP，PS3+PM3+PM2_Supporting+PP3+PP4（已报道 1 例）。

（3）Sanger 测序验证证实患者携带的突变为复合杂合突变，分别来自父母（图 1.2A、图 1.2B）。

5. 诊断

（1）定位诊断：双眼视力下降，定位于双侧视神经及其通路；癫痫发作定位于大脑皮层；双侧指鼻、跟 – 膝 – 胫试验欠稳准，一字步不能，定位于小脑及其联系纤维；四肢腱反射亢进、双侧巴氏征阳性，定位于双侧皮质脊髓束。

（2）定性诊断：青年男性，早期发病，有持续进展的双眼视力下降，肌阵挛癫痫，小脑性共济失调等神经系统多部位受累的表现。头颅 MRI 可见小脑萎缩，脑电图提示有癫痫波发放。详细的病史询问和辅助检查可排除神经系统多部位受累的其他常见病因，虽然缺乏明确的家族遗传病史，考虑常染色体隐性遗传性疾病可能性大。在相关基因结果回报前需要与以下疾病进行鉴别：①唾液酸沉积症，是唾液酸苷酶基因缺陷引起的常染色体隐性遗传病，分为Ⅰ型及Ⅱ型，唾液酸沉积症Ⅰ型以进行性视力下降、眼底樱桃红斑、肌阵挛癫痫、小脑性共济失调为特征，Ⅱ型则在Ⅰ型的基础上合并骨骼发育异常、智能障碍、肝脾肿大，且发病年龄更早。本例患者的核心临床表型、遗传模式、辅助检查均符合本病，须首要考虑，还需完善基因检测。②尼曼 – 匹克病，是一种罕见的常染色体隐性遗传糖脂代谢紊乱疾病，常有多部位受累的证据，可有眼底樱桃红斑、猝倒发作、小脑性共济失调、凝视麻痹等表现。本例患者可完善骨髓穿刺或基因检测以进一步鉴别。③进行性肌阵挛性癫痫，儿童期或青春期起病，有频繁的肌阵挛发作、进行性认知功能障碍、共济失调等表现。鉴别诊断时需要考虑此病，本例患者可完善基因检测等检查以排除。

（3）基因 – 表型匹配诊断如下（表 1.1）。

临床角度：儿童晚期 / 青年起病，以视力下降、肌阵挛癫痫、小脑性共济失调为核心临床表现，眼底查体可见樱桃红斑，脑电图可捕捉到肌阵挛发作，头颅 MRI 可见小脑萎缩，符合常染色体隐性遗传规律，从临床角度需考虑唾液酸沉积症Ⅰ型。

遗传学角度：患者携带 NEU1 复合杂合突变，一代验证分别来自父亲和母亲，c.239C ＞ T（p.Pro80Leu），c.880C ＞ T（p.Arg294Cys），根据 ACMG 指南预测为 LP。

功能学角度：NEU1 基因缺陷可引起 α–N– 乙酰神经氨酸酶的缺失，这种酶的缺乏阻断了唾液酸寡糖正常的分解代谢途径，导致唾液酸寡糖异常沉积在大脑皮层、小脑、眼底等多个部位，从而导致一系列的中枢神经受损表现。

综上所述，本例患者诊断为唾液酸沉积症Ⅰ型。

6. 治疗

应用左乙拉西坦等药物对症治疗以控制癫痫，门诊随访半年，癫痫控制可，小脑共济失调症状稍有加重。

表 1.1　基因－表型匹配度分析

在线人类孟德尔遗传数据库（OMIM）	患者症状	匹配度 (7/38)
遗传方式		
—常染色体隐性遗传	常染色体隐性遗传	☑
生长发育		
身高		
—身材矮小（Ⅱ型，婴儿和青少年）		
头部和颈部		
面部		
—面部粗糙（Ⅱ型，先天性）		
耳		
—感音神经性听力损失（Ⅱ型）		
眼		
—进行性视力丧失（Ⅰ型）		
—眼球震颤（Ⅰ型）		
—樱桃红斑（Ⅱ型，婴儿、青少年及Ⅰ型）	樱桃红斑（Ⅱ型，婴儿、青少年及Ⅰ型）	☑
—晶状体混浊（Ⅱ型，婴儿和青少年）		
心血管		
心		
—心脏扩大（Ⅱ型，婴儿）		
—心肌病（Ⅱ型，先天性）		
腹部		
外部特征		
—新生儿腹水（Ⅱ型，先天性）		

续表

在线人类孟德尔遗传数据库（OMIM）	患者症状	匹配度 (7/38)
肝		
—肝肿大（Ⅱ型，所有亚型）		
脾		
—脾肿大（Ⅱ型，所有亚型）		
泌尿生殖系统		
外生殖器（男性）		
—腹股沟疝（Ⅱ型，先天性）		
骨骼		
—多发性骨质疏松症（Ⅱ型，所有类型）		
四肢		
—骨骺点状（Ⅱ型，先天性）		
—骨膜覆盖（Ⅱ型，先天性）		
肌肉、软组织		
—肌无力（Ⅰ型）		
—肌肉萎缩（Ⅰ型）		
神经		
中枢神经系统		
—共济失调（Ⅰ型和Ⅱ型，婴儿和青少年）	共济失调	☑
—癫痫发作（Ⅰ型和Ⅱ型，青少年）	肌阵挛癫痫	☑
—中度至重度智力低下（Ⅱ型，婴儿和青少年）		
—肌阵挛（Ⅰ型和Ⅱ型，婴儿和青少年）	肌阵挛	☑
—辨距障碍（Ⅰ型）		
—肌张力减退（Ⅰ型和Ⅱ型，婴儿）		
—反射亢进（Ⅰ型）		
声音		
—言语不清（Ⅰ型）		

续表

在线人类孟德尔遗传数据库（OMIM）	患者症状	匹配度 (7/38)
血液学		
—空泡淋巴细胞（Ⅱ型）		
—骨髓泡沫细胞（Ⅱ型）		
产前表现		
—胎儿水肿（Ⅱ型，先天性）		
分娩		
—死产		
实验室异常		
—蛋白尿（Ⅱ型，先天性）		
—尿唾液寡糖增加		
—尿唾液酸糖肽升高		
—神经氨酸酶缺乏症（白细胞、成纤维细胞、培养的羊膜细胞）		
杂项		
—Ⅰ型唾液贮积症（樱桃红斑病 / 肌阵挛综合征）-症状轻微，无畸形特征，发病于第二个十年	发病年龄：10 岁	☑
—Ⅱ型唾液贮积症 - 症状严重，畸形特征，发病年龄可变 [先天性或子宫内，婴儿（1～12 个月），青少年（2～20 岁）]		
分子基础		
—由神经氨酸酶 1 基因突变引起（*NEU1*，608272.0001）	*NEU1* 复合杂合变异： NM_000434.3：c.239C>T (p.Pro80Leu)； NM_000434.3：c.880C>T （p.Arg294Cys）	☑

【专家点评】

唾液酸沉积症是一种罕见的溶酶体贮积病，为常染色体隐性遗传，由 *NEU1* 基因的缺陷引起。该基因缺陷导致 α-N- 乙酰神经氨酸酶缺失，进而导致了唾液酸寡糖在组织异常沉积和经尿排泄。根据起病年龄及严重程度不同分为Ⅰ型和Ⅱ型。其中Ⅰ型多以晚发（10～20岁）的进行性视力损害、眼底樱桃红斑、肌阵挛癫痫、小脑性共济失调为特征，临床上多符合进行性肌阵挛性癫痫诊断。目前唾液酸沉积症Ⅰ型在全球范围内明确病例报道不足 50 例，国内报道仅十余例。*NEU1* 基因编码一种神经氨酸酶，神经氨酸酶是唾液酸糖结合物在溶酶体内分解代谢的关键酶。人类神经氨酸酶一级结构与细菌唾液酸酶一级结构和三级结构的比较表明，大多数单一氨基酸的取代发生在功能基序或保守残基中。有研究证明，*NEU1* 突变小鼠在一岁后出现溶酶体疾病的迹象，*NEU1* 的活性显著降低，尤其是在肾脏中。根据目前文献报道，c.544A＞G（Ser182Gly）纯合突变在中国及全球患者中检出率均为最高，其次为 c.544A＞G（Ser182Gly）和 c.239C＞T（p.Pro80Leu）的复合杂合突变。肌阵挛癫痫在儿童及青年起病的癫痫综合征中比较常见，其病因复杂，临床常常只能做出症状诊断，而难以明确病因。重要的是，在肌阵挛癫痫患者中出现了进行性视力下降，应该完善眼底检查以明确有无樱桃红斑，同时若影像学检查发现明显的小脑萎缩，也应该考虑唾液酸沉积症，上述检查有助于该病的早期诊断。本例患者为儿童晚期起病，以视物不清及肌阵挛癫痫为核心表现，持续进展，伴有共济失调、言语不清等症状。本病为常染色体隐性遗传，本例患者缺乏家族史，对诊断增加了困难；本例患者发病数十年后才得到明确诊断，说明临床医师对此病的认识尚不足。虽然本病是罕见病，但有比较特异的临床表型及体征。提高对本病的认识，对于早期识别、及时诊断、尽早干预有重大意义。

【参考文献】

[1] FAN S P，LEE N C，LIN C H. Clinical and electrophysiological characteristics of a type 1 sialidosis patient with a novel deletion mutation in NEU1 gene[J]. J Formos Med Assoc，2020，119（1）：406–412.

[2] MOHAMMAD A N，BRUNO K A，HINES S，et al. Type 1 sialidosis presenting with ataxia，seizures and myoclonus with no visual involvement[J]. Molecular genetics and metabolism reports，2018，15：11–14.

[3] HU S C，HUNG K L，CHEN H J，et al. Seizure remission and improvement of neurological function in sialidosis with perampanel therapy[J]. Epilepsy & behavior case reports，2018，10：32–34.

[4] WANG I H，LIN T Y，KAO S T. Optical coherence tomography features in a case of Type I sialidosis[J]. Taiwan journal of ophthalmology，2017，7（2）：108.

[5] LIU S P, HSU Y H, HUANG C Y, et al. Generation of novel induced pluripotent stem cell（iPSC）line from a 16-year-old sialidosis patient with NEU-1 gene mutation[J]. Stem cell research，2018，28：39-43.

[6] BAKRI M, SAMUH M, AZZEH M. Molecular epidemiology survey and characterization of human influenza A viruses circulating among Palestinians in East Jerusalem and the West Bank in 2015[J]. PLoS One，2019，14（3）：e0213290.

[7] SEKIJIMA Y, NAKAMURA K, KISHIDA D, et al. Clinical and serial MRI findings of a sialidosis type I patient with a novel missense mutation in the NEU1 gene[J]. Internal medicine，2013，52（1）：119-124.

[8] ITOH K, NAGANAWA Y, MATSUZAWA F, et al. Novel missense mutations in the human lysosomal sialidase gene in sialidosis patients and prediction of structural alterations of mutant enzymes[J]. Journal of human genetics，2002，47（1）：29-37.

[9] RANGANATH P, SHARMA V, DANDA S, et al. Novel mutations in the neuraminidase-1（NEU1）gene in two patients of sialidosis in India[J]. The Indian journal of medical research，2012，136（6）：1048.

[10] BONTEN E J, YOGALINGAM G, HU H, et al. Chaperone-mediated gene therapy with recombinant AAV-PPCA in a new mouse model of type I sialidosis[J]. Biochimica et biophysica acta（BBA）-molecular basis of disease，2013，1832（10）：1784-1792.

[11] BONTEN E J, ARTS W F, BECK M, et al. Novel mutations in lysosomal neuraminidase identify functional domains and determine clinical severity in sialidosis[J]. Human molecular genetics，2000，9（18）：2715-2725.

[12] 黎银潮, 陈树达, 刘贤岳, 等 . I 型唾液酸沉积症一例[J]. 中华神经科杂志，2021，54（3）：251-254.

[13] CAO L X, LIU Y, SONG Z J, et al. Compound heterozygous mutations in the neuraminidase 1 gene in type 1 sialidosis：a case report and review of literature[J]. World J Clin Cases，2021，9（3）：623-631.

SLC4A4 基因突变致近端肾小管性酸中毒伴眼部异常和智力低下

【概述】

近端肾小管性酸中毒伴眼部异常和智力低下（renal tubular acidosis，proximal，with ocular abnormalities and mental retardation，pRTA-OA）是一种罕见的常染色体隐性遗传疾病，于 1979 年由 Winsnes 首次描述。1999 年，Igarashi 首次在这种顽固性近端肾小管性酸中毒的患者中鉴定出基因 SLC4A4 的突变。SLC4A4 基因是该病目前唯一确定的致病基因。全球报道 22 例，绝大多数为错义突变，且大多为纯合突变。本病的临床特征是生长迟缓、严重的近端肾小管性酸中毒、智力低下、牙釉质发育不良，以及双侧青光眼、白内障和角膜病。通常实验室检查可发现明显的酸血症。笔者及所在团队报道的这 1 例 SLC4A4 基因突变致近端肾小管性酸中毒伴眼部异常和智力低下，可拓宽疾病遗传谱及表型谱，并加深临床医师对疾病的认识，提高临床诊断率。

【病历摘要】

患者，女，6 岁，3 岁时发热后全身无力起病，查血钾最低为 1.5 mmol/L，血气分析提示代谢性酸中毒，且始终难以纠正，后出现频繁抽搐发作。此后视力明显下降及发育倒退。出生时母亲因先兆临产、羊水过少行剖宫产。发病前智力运动发育正常。家族史无特殊。查体反应慢、语言少，只能说简单的 1 ~ 2 个字，对光反射迟钝，有光感。四肢肌张力增高，腱反射减弱。双侧病理征（-）。辅助检查中血气分析示顽固性低钾血症、酸中毒。眼科超声提示左眼玻璃体混浊。头部 CT 提示双侧基底节区对称性钙化。

【临床资料】

1. 病史

（1）现病史：患者 3 岁时（2018 年 5 月）无明显诱因发热 3 ～ 4 天（无明显咳嗽、喷嚏等上呼吸道感染症状，体温 37.5 ℃左右），后出现全身无力。当时站立行走不能、独坐不能，持物不能、双上肢抬举不能，无抽搐、意识及语言障碍，无排尿排便障碍，无构音障碍、饮水呛咳等表现。查血钾最低为 1.5 mmol/L，血气分析提示代谢性酸中毒，给予静脉补钾治疗后无力症状好转。长期口服补钾及动态监测血钾，定期至外院复查，调整补钾药物治疗方案。2018 年 9 月 3 日因调整补钾治疗方案再次住院治疗（外院），入院后动态监测电解质及血气分析检查，提示低钾血症、高氯性代谢性酸中毒，给予补钾、纠酸等对症支持治疗，代谢性酸中毒始终难以纠正，且伴明显腹胀，诊断考虑"肾小管酸中毒、脑病、急性肾损伤、心律失常（二度Ⅰ型房室传导阻滞）、基底节钙化、肝功能异常、玻璃体混浊、生长迟缓、支气管炎、腹泻病"。此次住院第 27 天出现抽搐，表现为双上肢上举，双眼上翻、口吐白沫，持续 1 分钟左右，发作后出现意识障碍（格拉斯哥昏迷评分法评分 6 分）、肌张力升高。静脉滴注咪达唑仑控制抽搐，抽搐控制后改口服左乙拉西坦治疗。住院第 33 天意识好转，神志逐渐清楚，醒后喊了一声"妈妈"，此后便不再说话，与外界无交流、无言语，间断口唇不自主运动，四肢肌张力增高，发声不能，且饮水呛咳，给予胃管鼻饲进食。查脑脊液常规、生化未见明显异常，颅内压升高（具体数值不详），后进行康复治疗，患者逐渐可自主进食，无明显呛咳。在康复过程中，2018 年 12 月左右（患者能独立行走时）家属发现其视力明显下降。4 岁（2019 年 4 月）至北京某医院眼科就诊，诊断考虑"双眼青光眼、白内障、角膜白斑、角膜炎"。2019 年 11 月 2 日后出现抽搐发作 2 次，持续约 1 分钟，发作表现大致同前，且开始出现右上肢上抬动作，伴意识丧失，持续数秒，每天发作 10 次左右，有时伴跌倒，近 1 个月较前发作次数减少，每天发作 5 次以内。目前有光感，能发声，能说简单的 1 ～ 2 个字的词语。

（2）出生史及生长发育史：第 2 胎、第 1 产，孕 7 月余早产（因先兆临产、羊水过少行剖宫产）；生后窒息史不详；6 个月能坐，8 个月会爬，13 个月会说话，22 个月能独走，发病前智力运动正常。

（3）家族史：父母非近亲结婚，否认家族病史。

2. 体格检查

神志清楚，语言少，能发声，说简单的 1 ～ 2 个字。双侧瞳孔等大等圆，直径约为 4.5 mm，对光反射迟钝，有光感。颅神经查体欠合作。四肢肌力未见明显异常，肌张力增高，四肢腱反射降低。双侧病理征（－）。

3. 辅助检查

（1）血气分析（2018 年 5 月 30 日）：顽固性低钾血症、酸中毒（表 2.1）。

表 2.1　血气分析

项目名称	结果	参考值	单位	标志
pH 值	7.07	7.35 ～ 7.45		↓
氧分压	100	83 ～ 108	mmHg	
二氧化碳分压	26	35 ～ 48	mmHg	↓
钾	2.0	3.3 ～ 5.5	mmol/L	↓
离子钙	1.38	1.15 ～ 1.35	mmol/L	↑
葡萄糖	6.2	3.3 ～ 5.3	mmol/L	↑
乳酸	0.4	0.5 ～ 2.2	mmol/L	↓
剩余碱	−21.3	−2.3 ～ 2.3	mmol/L	↓
细胞外剩余碱	−22.6	−2.3 ～ 2.3	mmol/L	↓
氧饱和度	94%	95 ～ 98	%	↓
二氧化碳总量	8.3	22 ～ 29	mmol/L	↓
碳酸氢盐	7.5	18 ～ 23	mmol/L	↓

（2）外院 2018 年 7 月 28 日头颅 CT（图 2.1）：双侧基底节区对称性钙化。

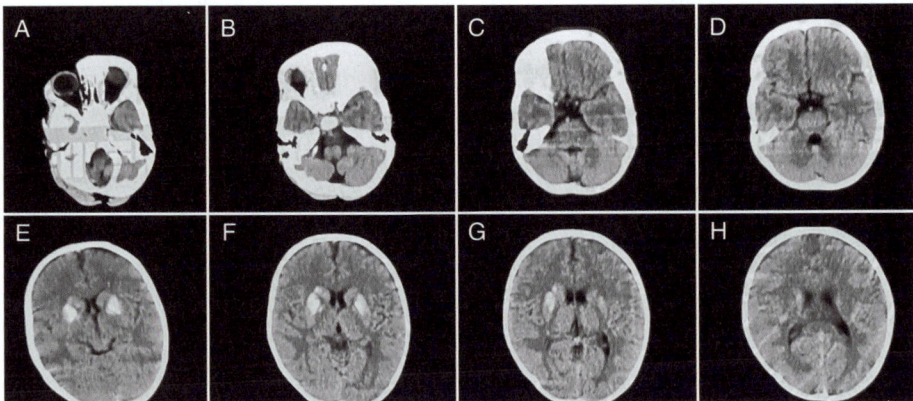

图 2.1　头颅 CT

（3）外院 2018 年 11 月 26 日头颅 MRI（图 2.2）：双侧顶枕叶脑沟内线样高信号影，较前未见明显变化；双侧大脑半球皮层多发高信号影，部分较前范围增大；双侧基底节区高信号影，较前范围无著变；双侧额顶叶脑室旁白质区大片状高信号，较前范围增大；脑室增宽；脑外间隙增宽。

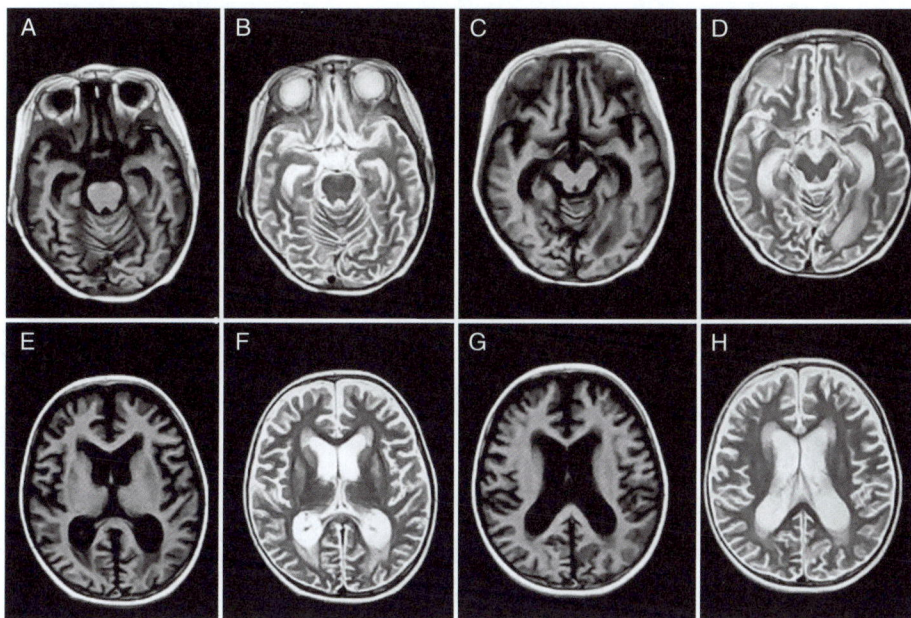

图 2.2　头颅 MRI

4. 基因检测分析

Trio 全外显子测序分析结果提示，*SLC4A4* 基因可能存在复合杂合突变。1 号外显子（共 23 个）一处终止密码子突变［NM_003759.3：c.145C ＞ T（p.Arg49Ter）］，10 号内含子剪接区的剪接突变［NM_003759.3：c.1499+1G ＞ A］（图 2.3）。

（1）基因 - 疾病关系证据（*SLC4A4*）：中等。

（2）ACMG 评级，NM_003759.3：c.145C ＞ T（p.Arg49Ter），致病（pathogenic，PAT），PVS1+PM2_Supporting +PP3（未报道）。

NM_003759.3：c.1499+1G ＞ A，PAT，PVS1+PM3+PM2_Supporting（未报道）。

（3）Sanger 测序验证证实患者携带的突变为复合杂合突变，终止密码子突变来源于父亲，剪接突变来源于母亲。

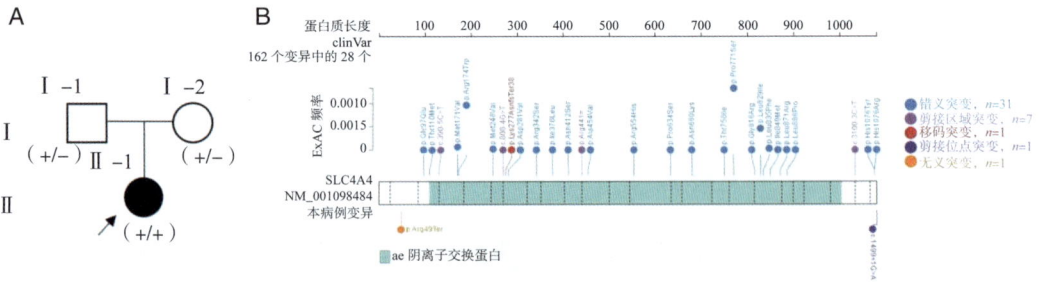

A. 家系图；B. Clinvar 报道的致病 / 可能致病的突变位点。

图 2.3　患者家系图及已报道位点汇总

5. 诊断

（1）定位诊断：智力低下，癫痫发作，定位于双侧皮质。

（2）定性诊断：患者自幼起病，严重近端肾小管性酸中毒，临床表现包括发育倒退、癫痫发作、牙釉质发育不良，以及双侧青光眼、白内障和角膜病。实验室检查发现明显的酸中毒。考虑遗传代谢病可能性大。需要与其他继发性因素所致的肾小管性酸中毒进行鉴别。

（3）基因型 – 表型匹配诊断如下。

临床角度：根据目前研究报道，*SLC4A4* 基因突变可导致近端肾小管性酸中毒伴眼部异常和智力低下，出现高氯性酸中毒、失明、白内障、角膜混浊、青光眼、智力低下和脑钙化等表型。此与本患者的核心表型高度匹配（表 2.2）。

表 2.2　基因 – 表型匹配分析

在线人类孟德尔遗传数据库（OMIM）	患者症状	匹配度（8/15）
遗传方式		
—常染色体隐性遗传	常染色体隐性遗传	☑
生长发育		
其他		
—发育迟缓		
头部和颈部		
眼		
—白内障	白内障	☑
—角膜混浊		

续表

在线人类孟德尔遗传数据库（OMIM）	患者症状	匹配度（8/15）
—青光眼	青光眼	☑
—带状角膜病变		
—进行性视力丧失（Ⅰ型）		
—眼球震颤（Ⅰ型）		
泌尿生殖系统		
肾		
—近端肾小管性酸中毒	近端肾小管性酸中毒	☑
—肾碳酸氢盐消耗	肾碳酸氢盐消耗	☑
—远端肾小管酸排泄正常		
神经		
中枢神经系统		
—智力障碍	智力障碍	☑
代谢特征		
—高氯性酸中毒	高氯性酸中毒	☑
血液学		
—红细胞渗透阻力增加		
分子基础		
—由溶质载体家族 4，碳酸氢钠协同转运蛋白 4 基因突变引起（SLC4A4，603345.0001）	SLC4A4 复合杂合变异： NM_003759.3:c.145C>T（p.Arg49Ter）； NM_003759.3:c.1499+1G>A	☑

　　遗传学角度：根据 ACMG 指南，该突变被预测为可能致病的突变。

　　功能学角度：SLC4A4 基因编码广泛表达的碳酸氢钠共转运蛋白，这是一种在肾酸碱生理中起关键作用的膜转运蛋白。该蛋白介导多种细胞的细胞膜上钠离子和碳酸氢根离子的耦合运动，参与碳酸氢盐的分泌和吸收，以及细胞内 pH 的调节。多项研究证实 SLC4A4 基因的缺失会导致小鼠出现严重的自发性代谢性酸中毒。而且 SLC4A4 转基因小鼠模型不仅出现类似本例患者的生长发育迟缓、近端肾小管性酸中毒和眼部异常的表型，还表现出贫血、体液耗竭、肾前性氮质血症和严重的器官异常，最终导致脱水和肾功能衰竭。

综上所述，本例患者诊断为近端肾小管性酸中毒伴眼部异常和智力低下。

【专家点评】

1. 肾小管性酸中毒的分型

酸碱稳态在人体中受到严格控制，任何偏差都可能会影响细胞膜的生理环境、细胞内信号传导和新陈代谢，从而对全身的多系统产生急性损伤、慢性损伤。肾脏是维持酸碱稳态的关键器官，尤其在长期维持酸碱稳态中起着核心作用。肾小管性酸中毒（renal tubular acidosis，RTA）是近端肾小管 HCO_3^- 再吸收和（或）远端肾小管 H^+ 分泌障碍引起的临床综合征。通常可分为 4 型：远端肾小管性酸中毒（Ⅰ型肾小管性酸中毒）、近端肾小管性酸中毒（Ⅱ型肾小管性酸中毒）、混合型肾小管性酸中毒（Ⅲ型肾小管性酸中毒）及肾小管性酸中毒伴高钾血症（Ⅳ型肾小管性酸中毒）。近端肾小管性酸中毒的病因又可分为遗传性和获得性，各种原因引起近端小管中的碳酸氢盐重吸收减少，导致阴离子间隙正常的高氯性代谢性酸中毒。近端肾小管性酸中毒通常可看作肾脏 Fanconi 综合征的一部分。肾脏 Fanconi 综合征是指除近端肾小管性酸中毒外，还出现以低磷血症、糖尿、低分子量蛋白尿和氨基酸尿为特征的近端肾小管多种功能障碍。近端肾小管性酸中毒伴眼部异常和智力低下是一种罕见的常染色体隐性遗传疾病，*SLC4A4* 基因是其目前唯一确定的致病基因。

2. 碳酸氢钠共转运蛋白与 *SLC4A4* 基因

碳酸氢钠共转运蛋白（NBCe1）由溶质载体家族的成员 *SLC4A4* 基因编码，通常在近端小管的基底外侧膜上表达，通过吸收肾小球滤过的钠和碳酸氢盐，在维持酸碱稳态中起着至关重要的作用。*SLC4A4* 基因突变可导致近端肾小管性酸中毒。在包括大脑和眼睛等各种肾外器官中 NBCe1 也表达，这就解释了为什么这种基因突变的近端肾小管性酸中毒患者还可能会出现智力缺陷、基底节钙化、青光眼、白内障、角膜混浊和牙釉质发育不全。小鼠模型功能研究证实，*NBCe1* 基因敲除（knock out，KO）小鼠和转基因小鼠均有非常严重的近端肾小管性酸中毒，还重现了人类近端肾小管性酸中毒中观察到的大多数临床表现。

3. *SLC4A4* 基因国际上未报道的复合杂合突变

本病例为女性儿童，表现为严重近端肾小管性酸中毒、低钾血症、眼部异常（青光眼、白内障、角膜病等）、视力下降、发育倒退等典型临床表现，伴有癫痫发作等非常见表型。通过全外显子基因检测发现一个国际上未报道过的 *SLC4A4* 基因的复合杂合突变，该突变为高度有害变异。通过本病例的诊断，进一步提高了临床医师对本罕见疾病的认识，提示顽固性低钾血症伴代谢性酸中毒时，应怀疑肾小管性酸中毒，并及时进一步完善基因检测以尽早明确病因。本病例也进一步扩大了该病的临床表型谱和突变谱。

【参考文献】

[1] WINSNES A，MONN E，STOKKE O，et al. Congenital persistent proximal type renal tubular acidosis in two brothers [J]. Acta Paediatrica，1979，68（6）：861–868.

[2] IGARASHI T，INARTOMI J，SEKINE T，et al. Mutations in SLC4A4 cause permanent isolated proximal renal tubular acidosis with ocular abnormalities[J]. Nature genetics，1999，23（3）：264.

[3] SOLEIMANI M，BURNHAM C E. Physiologic and molecular aspects of the Na^+:HCO_3^- cotransporter in health and disease processes[J]. Kidney international，2000，57（2）：371–384.

[4] GAWENIS L R，BRADFORD E M，PRASAD V，et al. Colonic anion secretory defects and metabolic acidosis in mice lacking the NBC1 Na^+/HCO_3^- cotransporter[J]. Journal of biological chemistry，2007，282（12）：9042–9052.

[5] LEE H W，OSIS G，HARRIS A N，et al. NBCe1-A regulates proximal tubule ammonia metabolism under basal conditions and in response to metabolic acidosis[J]. Journal of the American Society of Nephrology，2018，29（4）：1182–1197.

[6] YU Q，LIU X，LIU Y，et al. Defective small intestinal anion secretion，dipeptide absorption，and intestinal failure in suckling NBCe1-deficient mice[J]. Pflügers Archiv-European journal of physiology，2016，468（8）：1419–1432.

[7] LO Y F，YANG S S，SEKI G，et al. Severe metabolic acidosis causes early lethality in NBC1 W516X knock-in mice as a model of human isolated proximal renal tubular acidosis[J]. Kidney international，2011，79（7）：730–741.

[8] PALMER B F，KELEPOURIS E，CLEGG D J，et al. Renal tubular acidosis and management strategies：a narrative review[J]. Advances in therapy，2021，38（2）：949–968.

[9] 刘颖，卢群伟，陈历明. Na^+/HCO_3^- 共转运体 NBCe1 的生理及病理学作用 [J]. 生理学报，2012（6）：125–136.

[10] FINER G，LANDAU D. Clinical approach to proximal renal tubular acidosis in children[J]. Advances in chronic kidney disease，2018，25（4）：351–357.

[11] MYERS E J，YUAN L，FELMLEE M A，et al. A novel mutant Na^+/HCO_3^- cotransporter NBCe1 in a case of compound - heterozygous inheritance of proximal renal tubular acidosis[J]. The journal of physiology，2016，594（21）：6267–6286.

[12] PATEL N，KHAN A O，AL–SAIF M，et al. A novel mechanism for variable phenotypic expressivity in Mendelian diseases uncovered by an AU–rich element（ARE）– creating mutation[J]. Genome biology，2017，18（1）：144.

GLRX5 纯合突变导致儿童期起病肌肉强直伴高甘氨酸血症

【概述】

儿童期起病的肌肉强直伴高甘氨酸血症（spasticity childhood-onset spasticity with hyperglycinemia，SPAHGC）（OMIM：616859），是 *GLRX5* 基因的纯合或复合杂合突变引起的，其特征是儿童期出现痉挛性截瘫，可伴有视觉缺陷和轻度学习障碍。辅助检查可见上段脊髓出现白质营养不良改变，血清甘氨酸升高，但脑脊液甘氨酸仅轻度升高或正常，血清乳酸正常。目前全球仅报道 10 多例，笔者及所在团队在此报道 1 例以步态异常和发作性肢体疼痛为主要表现的 *GLRX5* 基因纯合突变导致的 SPAHGC，以期拓宽疾病遗传谱，并加深临床医师对疾病的认识，提高临床诊断率。

【病历摘要】

患者，男，29 岁，因"视力减退、步态异常 20 余年，间断肢体疼痛 15 年"入院。患者自幼双眼视力差、运动能力差，易疲劳，走路姿势异常（脚尖着地），伴有间断肢体疼痛。父母无症状，近亲结婚。主要阳性体征：双下肢肌力 4 级，肌张力增高，双下肢腱反射亢进，双下肢音叉振动觉减弱，双侧病理征（+），弓形足，闭目难立征（+），一字步不能。全身皮肤散在破溃、结痂，伴有少量渗出。血尿有机酸提示血清甘氨酸明显升高。神经传导检查示双下肢呈周围神经性损害，F 波示右胫神经未引出肯定波形。针极肌电图示双胫前肌呈神经源性损害。眼底照相示双侧视神经萎缩。

【临床资料】

1. 病史

（1）现病史：患者，男，29岁，20年前被发现视力差，需要近距离看书、看电视，家属以为近视，配镜后不能完全纠正，对日常生活影响不大。同时患者跑步较同龄人稍慢，体育课成绩倒数，未在意。15年前出现行走时常脚尖着地，此时异常的走路姿势容易被他人察觉，易疲劳，偶有跌倒。跑步明显较同龄人差，上楼梯时需要扶栏杆，并出现发作性双足底部疼痛，表现为针刺样剧烈疼痛，不能行走，每次持续1天左右，1年发作数次，口服止痛药物、感冒药及多种中成药可好转。13年前再次发作双足底疼痛，性质同前，但症状持续不缓解，于当地医院行针灸治疗，约半年后疼痛缓解。此后仍有间断双足疼痛发作，每次持续1～3天。11年前患者行走明显变慢，症状加重至不能跑步。5年前患者疼痛发作的范围扩大，全身（除面部以外）均有疼痛，并有双足踇趾指甲易脱落，于当地口服各种中药治疗，治疗2～5天，症状能够缓解。患者因再次发作周身疼痛，持续半月余无好转而就诊。

（2）既往史：无特殊。

（3）出生史及生长发育史：患者足月顺产，无产伤、窒息史。无围生期不良事件。智能及运动里程碑发育正常。

（4）家族史：父母近亲结婚，均无症状，1个姐姐正常，否认家族遗传病史及类似疾病史。

2. 体格检查

神志清楚，言语流利，高级皮层功能未见异常，视力减退，余颅神经查体未见异常。双上肢肌力5级，肌张力、腱反射正常；双下肢肌力4级，肌张力增高，腱反射亢进。四肢浅感觉未见异常，双下肢关节位置觉未见异常，双下肢音叉振动觉减弱。双侧指鼻、轮替、跟－膝－胫试验稳准。双侧 Babinski 征（＋），弓形足，闭目难立征（＋），一字步不能。全身皮肤散在破溃、结痂，伴有少量渗出，最大皮损为 13 cm×6 cm，最小皮损为 0.2 cm×0.2 cm。

3. 辅助检查

（1）头颅及胸椎MRI：头颅未见异常改变；$T_{4\sim9}$ 椎体水平脊髓内条状 T_2 加权像高信号，中央管扩张待查（图3.1）。

（2）眼底照相：双侧视神经萎缩（图3.2）。

（3）神经电生理检查：神经传导检测示双下肢呈周围神经性损害。F波示右胫神经未引出肯定波形，余未见异常。H反射示右胫神经未见异常。针极肌电图示双胫前肌呈神经源性损害，余未见异常。

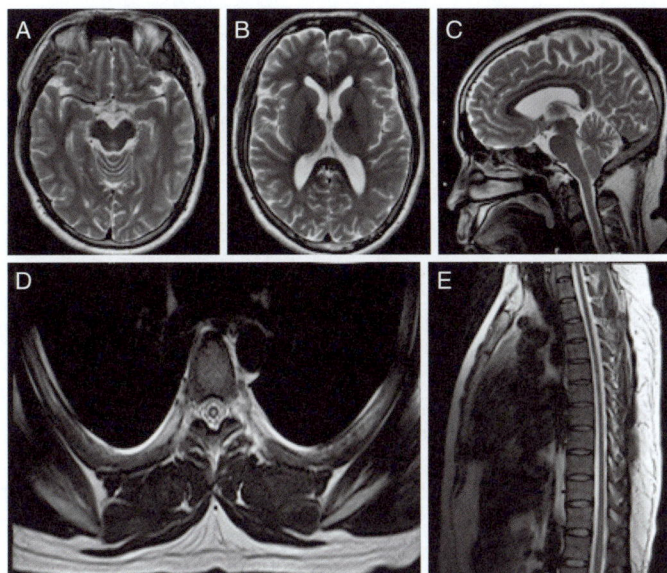

图 3.1　头颅及胸椎 MRI

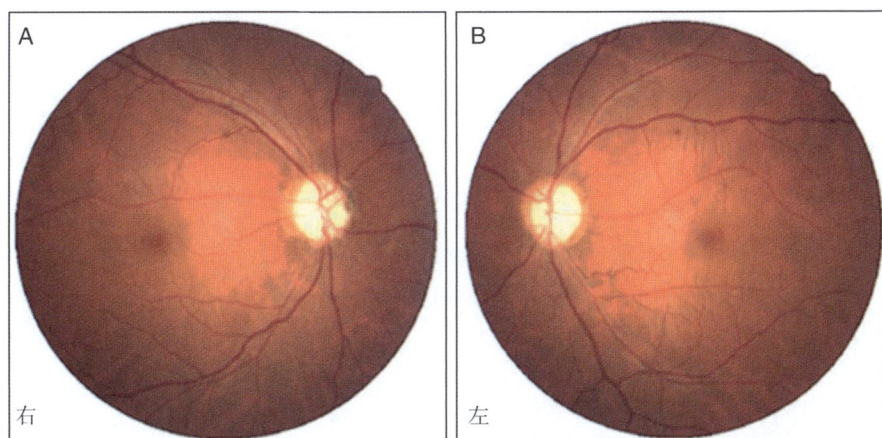

图 3.2　眼底照相

（4）肌肉活检（右侧腓肠神经）：周围神经组织，间质疏松；髓鞘未见明确脱失，个别神经束内轴索轻度减少；血管周围未见明确炎细胞浸润。免疫组化结果示 Kappa（－），Lamba（－），CD68（－），神经丝蛋白（neurofilament，NF）轴索（＋），髓鞘碱性蛋白（myelin basic protein，MBP）髓鞘（＋）；特殊染色结果示刚果红（－）。

（5）光学相干断层扫描：双眼神经纤维层变薄。

（6）血尿有机酸筛查：氨基酸血症（甘氨酸/丙氨酸、蛋氨酸/亮氨酸增高；谷氨酰胺、组氨酸降低）；其他代谢缺陷提示甘氨酸明显升高，嘧啶类代谢产物增高。

（7）血乳酸：1.60 mmol/L（正常范围：0.5 ～ 1.6 mmol/L）

4. 基因检测分析

全外显子测序提示本例患者在 *GLRX5* 基因 1 号外显子（共 2 个）发现一个可能致病的纯合缺失变异［NM_016417.2：c.151_153delAAG（p.Lys51del）］（图 3.3）。

（1）基因 – 疾病关系证据（*GLRX5*），未知。

（2）ACMG 评级，LP，PM1+PM4+PM2_Supporting+PP3+PM3_Supporting（已报道）。

（3）Sanger 测序验证证实患者携带的突变。

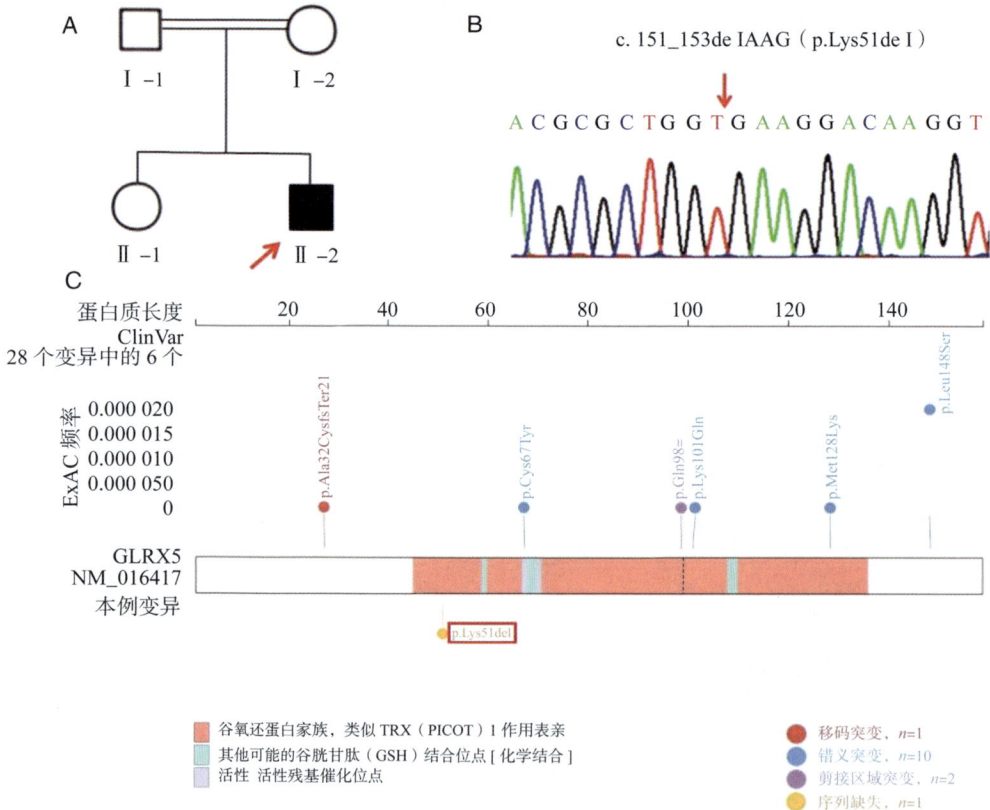

A. 家系图；B. Sanger 验证结果；C. ClinVar 报道 *GLRX5* 致病性突变位点分布及本例报道的突变位点（红色方框内标记）。

图 3.3 患者家系图、基因检测结果及已报道位点汇总

5. 诊断

（1）定位诊断：双下肢肌力 4 级，肌张力增高，腱反射亢进，病理征阳性，定位于双侧锥体束；患者双下肢音叉振动觉减退，闭目难立征（+），为深感觉受损，定位于脊髓后索；视力下降、视神经萎缩，定位于双侧视神经。

（2）定性诊断：①患者为青年男性，儿童期起病，逐渐加重，存在双侧锥体束、周围神经、视神经等多部位损害表现，合并皮肤溃疡及弓形足，父母近亲结婚，考虑遗传代谢病可能性大。结合血清甘氨酸水平明显升高，重点考虑甘氨酸代谢通路异常所致的遗传代谢病。②脊髓小脑性共济失调（spinocerebellar ataxia, SCA）：本例患者起病早，持续进展，累及多系统，某些 SCA 亚型可以非小脑症状起病，尤其早发型 SCA 3 型常常以锥体束受累为首发表现，故需考虑此病；但本例患者已有接近 20 年的病史，仍无小脑体征，MRI 未见小脑及脑干萎缩，无阳性家族史，暂不考虑；必要时可完善 SCA 动态突变检测。③原发性侧索硬化，本例患者双侧锥体束损害，可考虑原发性侧索硬化，该病相对肌萎缩侧索硬化良性，病史可较长，但本例患者还伴有突出的感觉障碍和视神经萎缩，肌电图不符合运动神经元病表现，暂不考虑。

（3）基因 – 表型匹配诊断如下。

临床角度：据报道，*GLRX5* 基因突变可导致儿童期起病的痉挛性截瘫，中枢神经系统成像显示上段脊髓出现白质营养不良病变，伴或不伴有视觉缺陷和轻度学习障碍、血清甘氨酸升高等表型，与本例患者的核心表型高度匹配（表 3.1）。

遗传学角度：根据 ACMG 指南，该纯合变异被预测为可能致病性变异，且符合隐性遗传模式。

功能学角度：在体外细胞转染和功能表达分析中，Liu 等发现表达 *K51del* 突变的细胞降低了 PDH 和 α-KGDH 复合物的活性，在细胞中进行的功能研究可更好地理解 *GLRX5* 在发育过程中体内的作用。

表 3.1　基因 – 表型匹配度分析

在线人类孟德尔遗传数据库（OMIM）	患者症状	匹配度（13/22）
遗传方式		
—常染色体隐性遗传	常染色体隐性遗传	☑
头部和颈部		
眼		
—视力障碍	视力障碍	☑
—视神经萎缩	视神经萎缩	☑

续表

在线人类孟德尔遗传数据库（OMIM）	患者症状	匹配度（13/22）
—眼球震颤		
神经		
中枢神经系统		
—学习障碍（罕见）		
—痉挛	痉挛	☑
—步态障碍	步态障碍	☑
—反射亢进	反射亢进	☑
—锥体束征	锥体束征	☑
—共济失调（罕见）		
—构音障碍		
—脑白质营养不良		
—上脊髓病变	$T_{4\sim9}$椎体水平脊髓内条状 T_2 高信号	☑
实验室异常		
—血清甘氨酸升高	血清甘氨酸升高	☑
—脑脊液甘氨酸轻度升高（部分患者）		
—甘氨酸裂解酶活性不足		
—丙酮酸脱氢酶复合物活性降低		
—血清乳酸正常	血清乳酸正常	☑
杂项		
—在正常早期发育后的第一个十年内发病	7岁起病	☑
—缓慢渐进或静态	缓慢进展	☑
—报告了三名无关患者		
分子基础		
—由谷氧还蛋白5基因突变引起（*GLRX5*，609588.0004）	*GLRX5*纯合变异：NM_016417.2: c.151_153delAAG（p.Lys51del）	☑

综上所述，本例患者诊断为SPAHGC。

6. 治疗

治疗重点是降低血清甘氨酸浓度、使用N–甲基–D–天冬氨酸（N-methyl-D-aspartic

acid，NMDA）受体位点拮抗剂和对症护理。具体如下：①给予苯甲酸钠治疗可将血清甘氨酸浓度降低到正常范围；②限制甘氨酸饮食；③NMDA 受体位点拮抗剂包括右美沙芬、氯胺酮或非尔氨酯；④对症治疗以控制癫痫发作。

【专家点评】

1. SPAHGC 的表型及突变

GLXR5 的突变与两种不同的表型相关，"变异型"非酮症高甘氨酸血症（nonketotic hyperglycinemia，NKH）和孤立性铁粒幼细胞性贫血。SPAHGC 属于一种 "变异型" NKH，但不同于经典的 NKH（其特点是脑脊液甘氨酸显著增加）。Sankaran BP 等描述了 4 例来自黎巴嫩的 SPAHGC 患者的临床特征、MRI 结果和长期随访结果，都是由 GLXR5 基因突变 c.151_153delAAG（p.K51del）引起。所有患者均在儿童早期或晚期发病，伴有步态困难，提示遗传性痉挛性截瘫，呈渐进性发展。其他症状包括视神经萎缩、癫痫发作、从正常到轻度的各种智力残疾等。其中 1 例患者出现足部神经性疼痛，其对短期加巴喷丁治疗有反应。重复神经传导检测显示下肢运动轴突多发性神经病持续存在，并有轻度恶化，可归因于进行性小纤维受累。国内病例报道在 GRXL5 中有复合杂合子变异，第一个报道是公认的 c.151_153del，第二个报道为意义不明的变异 c.196 C ＞ T，但预测是终止密码子。这些患者的 MRI 存在非常特殊的发现，均出现脊髓背侧信号改变，与本例患者的表型高度吻合。临床上，SPAHG 仍未得到充分诊断，而二代基因测序是提高诊断率的有力工具。

2. GLRX5 基因的结构及功能

GLRX5 编码的蛋白是一种有 156 个氨基酸的线粒体蛋白，该蛋白在铁硫簇生物发生中起重要作用。铁硫簇是一类古老且普遍存在的辅因子，对从电子传输到脱氧核糖核酸修复的许多基本生物过程至关重要。线粒体通过高度保守的铁硫簇组装机制在铁硫簇生物发生中发挥核心作用，该机制也控制核和胞质合成铁硫蛋白。研究已经表明，这一高度复杂过程中的缺陷会导致严重的神经系统、血液系统和多系统疾病。

3. 临床价值

本例患者虽然目前已成年，但在儿童期起病，自幼视力差，9 岁左右开始出现痉挛性截瘫的症状，曾行多项检查未能明确诊断。此次二代基因检测发现 GLXR5 基因 1 号外显子的一个纯合突变［c.151_153delAAG（p.Lys51del）］，最终明确诊断。本病例有助于医师了解 SPAHGC 的表型谱、突变谱，从而提升儿科及成人科临床医师对 SPAHGC 的认识和理解，以尽早诊断、尽早治疗。

【参考文献】

[1] BAKER P R, FRIEDERICH M W, SWANSON M A, et al. Variant non ketotic hyperglycinemia is caused by mutations in LIAS, BOLA3 and the novel gene GLRX5[J]. Brain, 2014, 137 (Pt 2): 366-379.

[2] CAMASCHELLA C, CAMPANELLA A, DE FALCO L, et al. The human counterpart of zebrafish shiraz shows sideroblastic-like microcytic anemia and iron overload[J]. Blood, 2007, 110 (4): 1353-1358.

[3] SANKARAN B P, GUPTA S, TCHAN M, et al. GLRX5-associated [Fe-S] cluster biogenesis disorder: further characterisation of the neurological phenotype and long-term outcome[J]. Orphanet J Rare Dis, 2021, 16: 465.

[4] OAKLANDER A L, FIELDS H L. Reply: Is reflex sympathetic dystrophy/complex regional pain syndrome type I a small-fiber neuropathy? [J]. Ann Neurol, 2010, 68: 116-117.

[5] FENG W X, ZHUO X W, LIU ZM, et al. Case report: a variant non-ketotic hyperglycinemia with GLRX5 mutations: manifesta-tion of deficiency of activities of the respiratory chain enzymes[J]. Front Genet, 2021.

[6] LILL R, FREIBERT S A. Mechanisms of mitochondrial iron-sulfur protein biogenesis[J]. Annu Rev Biochem, 2020, 89: 471-499.

[7] ROUAULT T A, TONG W H. Iron-sulfur cluster biogenesis and human disease[J]. Trends Genet, 2008, 24: 398-407.

[8] BRAYMER J J, FREIBERT S A, RAKWALSKA-BANGErs M, et al. Mechanistic concepts of iron-sulfur protein biogenesis in Biology[J]. Biochim Biophys Acta Mol Cell Res, 2021, 1868: 118863.

[9] ROUAULT T A. Biogenesis of iron-sulfur clusters in mammalian cells: new insights and relevance to human disease[J]. Dis Model Mech, 2012, 5 (2): 155-164.

[10] VANLANDER A V, VAN COSTER R. Clinical and genetic aspects of defects in the mitochondrial iron-sulfur cluster synthesis pathway[J]. J Biol Inorg Chem, 2018, 23 (4): 495-506.

[11] WACHNOWSKY C, FIDAI I, COWAN J A. Iron-sulfur cluster biosynthesis and trafficking-impact on human disease conditions[J]. Metallomics, 2018, 10 (1): 9-29.

KMT2A 基因突变致 Wiedemann–Steiner 综合征

【概述】

Wiedemann–Steiner 综合征（Wiedemann–Steiner syndrome，WDSTS）是一种罕见的先天性畸形综合征，以身材矮小、肘部多毛（又称 Cubiti 多毛症）、明显的面部特征（长睫毛、浓眉或拱形眉、下斜且狭窄的眼裂、宽鼻梁、薄上唇、指 / 趾畸形等）、生长迟缓和智力低下为主要临床特征。1989 年，Wiedemann–Steiner 综合征由 Wiedemann 等首次报道。2012 年，Jones 等通过全外显子测序发现 Wiedemann–Steiner 综合征是由 KMT2A 基因突变导致的，呈常染色体显性遗传。在此，笔者及所在团队报道 1 例由 KMT2A 基因的突变导致的 Wiedemann–Steiner 综合征，详细描述了本病患者的临床表型及基因变异，旨在增加临床医师对该疾病的认识。

【病历摘要】

患者，女，1 岁 2 个月，自幼发育落后，无抽搐。患者母亲妊娠期监测胎心欠佳。出生后诊断为肺部感染。否认家族史。查体头围小，面部及后背部毛发增多；特殊面容，包括浓眉、长睫毛、宽鼻梁、薄上唇、腭弓高；手指及足趾偏短；四肢肌张力偏低，双膝腱反射活跃。

【临床资料】

1. 病史

（1）现病史：患者，女，1 岁 2 个月，因"自幼发育落后"就诊，3 个月 20 天会抬头，11 个月会独坐，能扶站，不能坐起来。患者会叫爸爸妈妈，但不会连句子，能听懂简单的话。无抽搐。

（2）出生史及生长发育史：患者生于2020年7月10日，系第1胎、第1产，足月，剖宫产，出生体重2600 g，出生后诊断为肺部感染。患者母亲述妊娠期产检时监测胎心欠佳。

（3）家族史：父母体健，否认近亲结婚，否认有类似表现的家族史。

2. 体格检查

患者神志清楚，精神可，营养良好。发育落后，会叫人，但不会说完整的句子，不能走。头围小，面部及后背部毛发增多；特殊面容，包括浓眉、长睫毛、宽鼻梁、薄上唇、腭弓高（图4.1A～图4.1C）；手足无畸形，偏胖，手指及足趾偏短（图4.1D、图4.1E）。四肢肌力正常，肌张力偏低，双膝腱反射活跃，病理征（-）。胸腹部查体未见异常。

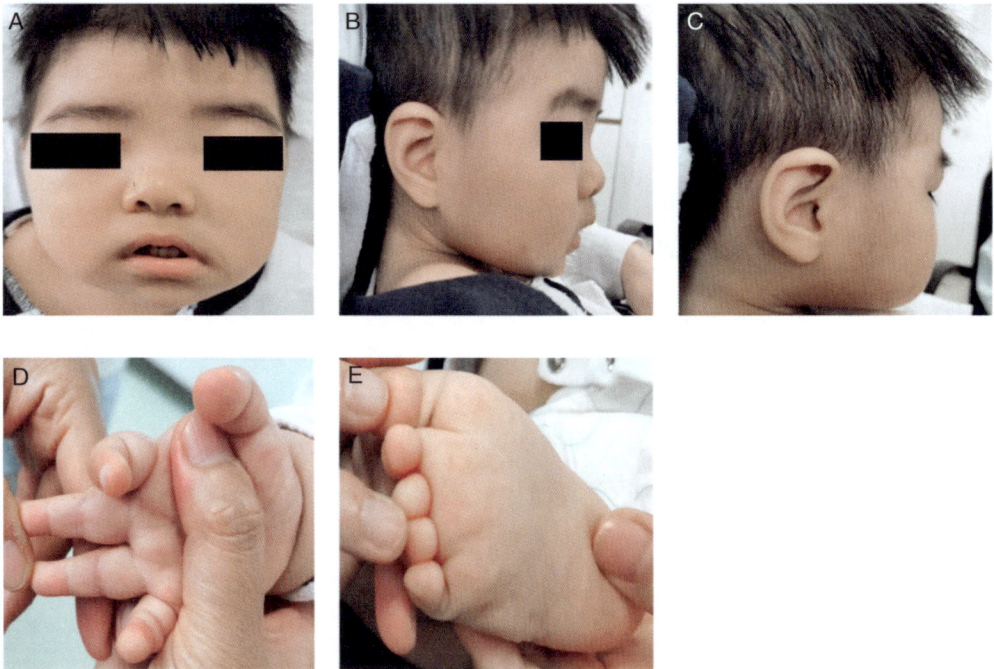

A. 患者正面观：宽眼距、宽鼻梁、浓眉、唇周多毛；B. 患者侧面观：可见唇周、耳前、后颈部多毛；C. 长睫毛；D. 手部无畸形，手指偏短；E. 足部无畸形，足趾偏短。

图4.1 Wiedemann-Steiner综合征患者临床表现

3. 辅助检查

头颅MRI平扫T_1相提示白质异常（图4.2）。

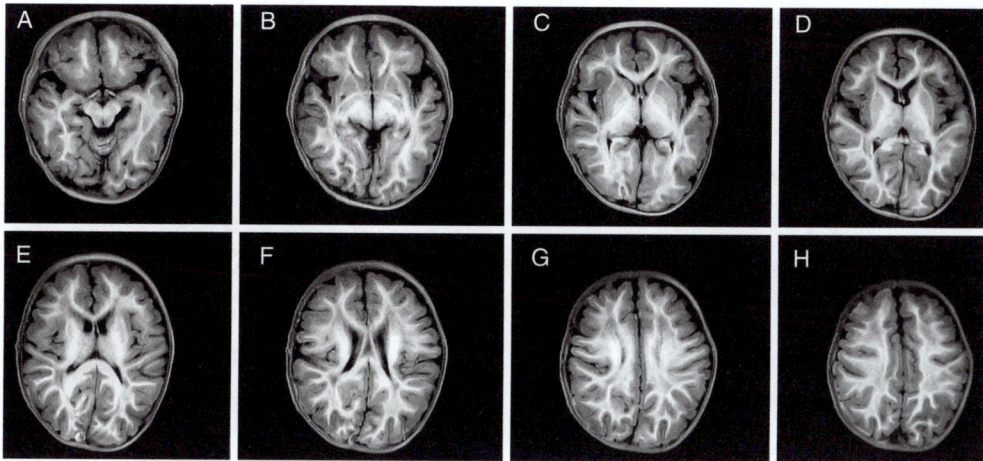

图 4.2　头颅 MRI（T₁）

4. 基因检测分析

单样本全外显子测序分析结果提示，*KMT2A* 基因 5 号外显子（共 36 个外显子）存在一处终止密码子突变［NM_001197104.2：c.3451C ＞ T（p.Arg1151Ter）］。

（1）基因 – 疾病关系证据（*KMT2A*）：未知。

（2）ACMG 评级：致病（pathogenic，PAT），PVS1+PM2_Supporting+PS4_Supporting+PP3（已报道 3 例）（图 4.3）。

（3）Sanger 测序验证证实患者携带该突变。

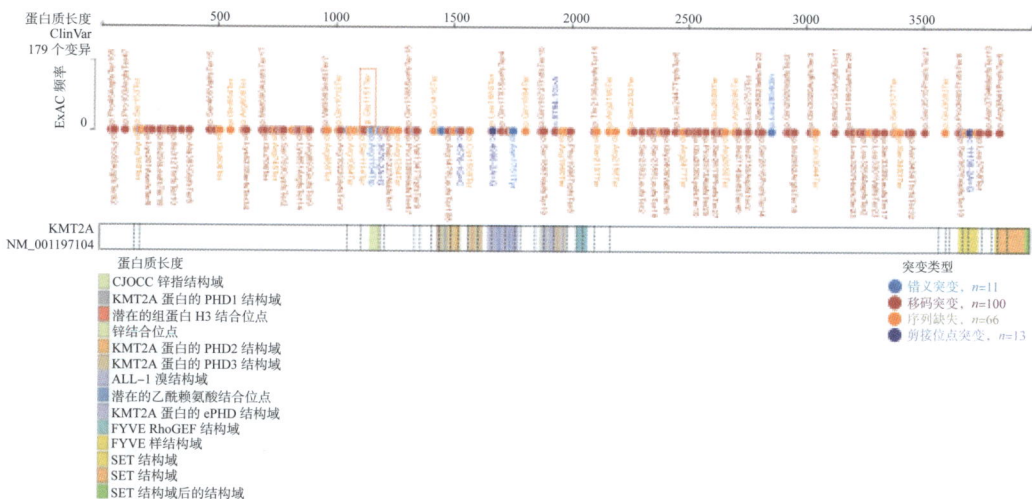

图 4.3　ClinVar 报道 *KMT2A* 基因致病性突变位点分布（橙框为本例患者变异位点）

5. 诊断

（1）定位诊断：智力运动发育障碍，定位于双侧广泛大脑皮质。

（2）定性诊断：患者自幼起病，临床表现为身材矮小、多毛、特殊面容、手指短粗、语言和运动发育落后等，考虑遗传性疾病可能性大，需完善基因检测。

（3）基因型－表型匹配诊断如下。

临床角度：Wiedemann–Steiner 综合征患者的典型临床表现是身材矮小、肘部多毛、特殊面容，以及发育迟滞等。此外，还可出现骨骼发育异常，主要表现为手指短粗。本例患者的表型与 Wiedemann–Steiner 综合征高度匹配（表 4.1）。

遗传学角度：全外显子测序提示患者携带 *KMT2A* 基因的一个无义突变，根据 ACMG 分级，该突变被预测为致病性突变。

表 4.1　基因－表型匹配度分析

在线人类孟德尔遗传数据库（OMIM）	患者症状	匹配度（21/46）
遗传方式		
—常染色体显性遗传	常染色体显性遗传	☑
生长发育		
身高		
—身材矮小（不同程度）	身材矮小	☑
其他		
—婴儿期生长不良	婴儿期生长不良	☑
—生长迟缓	生长迟缓	☑
头部和颈部		
面部		
—扁平		
—长人中		
眼		
—宽眼距	宽眼距	☑
—斜视	视神经萎缩	☑
—内眦赘皮		

续表

在线人类孟德尔遗传数据库（OMIM）	患者症状	匹配度（21/46）
—睑裂狭窄		
—睑裂向下倾斜		
——字眉		
—长睫毛（部分患者）	长睫毛	☑
鼻		
—宽鼻	宽鼻	☑
—宽鼻梁	宽鼻梁	☑
—鼻尖凹陷		
口		
—薄上唇	薄上唇	☑
—高颚弓	高颚弓	☑
牙齿		
—牙列异常		
腹部		
胃肠		
—便秘（部分患者）		
骨骼		
—骨龄延迟（部分患者）		
手		
—短指	短指	☑
—第五指斜指		
—中指骨短		
—手指变细（在某些患者中）		
—肉质手	肉质手	☑
脚		
—短足趾	短足趾	☑

续表

在线人类孟德尔遗传数据库（OMIM）	患者症状	匹配度（21/46）
—肉质足	肉质足	☑
皮肤、指甲和头发		
皮肤		
—骶骨凹陷（部分患者）		
毛发		
—浓眉	浓眉	☑
—肘部多毛		
—多毛症，斑片状（在某些患者中）		
—全身性多毛症（部分患者）	全身性多毛症	☑
肌肉、软组织		
—肌张力减退（部分患者）	肌张力降低	☑
—精壮（在某些患者中）		
神经		
中枢神经系统		
—精神运动发育迟缓		
—智力迟钝		
—癫痫发作（1例患者）		
—宽基步态		
—言语迟缓	言语发育落后	☑
行为精神病学表现		
—攻击性行为		
—孤独症特征		
杂项		
—新发突变	1岁2个月	☑
—肘部多毛在婴儿期变得明显，在青春期退化		
—随年龄增长，面部外观变得更加明显		

续表

在线人类孟德尔遗传数据库（OMIM）	患者症状	匹配度（21/46）
分子基础		
—由赖氨酸特异性甲基转移酶 2E 基因突变引起（*KMT2A*，159555.0001）	*KMT2A* 杂合变异：NM_001197104.2:c.3451C>T（p.Arg1151Ter）	☑

综上所述，本例患者诊断为 *KMT2A* 基因突变所致的 Wiedemann–Steiner 综合征。

6. 治疗

本病无有效治疗，对父母进行遗传咨询。

【专家点评】

1. Wiedemann–Steiner 综合征概述

Wiedemann–Steiner 综合征是由 *KMT2A* 基因突变导致的常染色体显性遗传病，主要通过典型的临床表现及致病基因明确诊断。本病较为罕见，笔者及所在团队检索 PubMed、中国知网、万方等数据库发现，2012 年 Jones 等首次报道 Wiedemann–Steiner 综合征患者的病因为 *KMT2A* 基因突变，首次报道至今国内外详细的病例报道有 144 例，在中国人群中 Wiedemann–Steiner 综合征仅报道 28 例。

2. 本例患者临床特征

本病例为一例患 Wiedemann–Steiner 综合征的中国儿童。患者表现为身材矮小、多毛、特殊面容、手指短粗、语言和运动发育落后等，均符合 Wiedemann–Steiner 综合征的典型表现。最终通过全外显子测序发现 *KMT2A* 基因中存在致病性突变（p.Arg1151Ter），得以确诊该病。该位点在国外有过报道，但本病例为中国人群中发现携带该突变位点的首次报道。本案例的报道，可以增加临床医师对 Wiedemann–Steiner 综合征的认识，有助于提高该病的诊断率。

3. *KMT2A* 基因的结构及功能

KMT2A 基因，又称 *MLL* 基因，位于 11 号染色体长臂 2 区 3 带（11q23），全长约为 100 kb，包含 37 个外显子。该基因编码的蛋白为赖氨酸甲基转移酶 2A，其为一个转录激活因子，在早期发育和造血过程中，对基因表达的调控发挥重要作用。该转录激活因子含有多个保守功能域，其中的一个功能区域即为 SET 结构域，具有组蛋白 H3 第 4 位赖氨酸（H3K4）甲基转移酶的活性，可将 H3K4 甲基化，并介导染色质修饰和表观遗传基因的转录激活。*KMT2A* 基因在各个组织器官广泛表达，特别是心脏、肺、脑、T

淋巴细胞和 B 淋巴细胞。该基因突变可导致髓系 / 淋巴样或混合系白血病、原发性纵隔大 B 细胞淋巴瘤及 Wiedemann–Steiner 综合征。本例患者出生后出现肺部感染可能与此基因突变有关。虽然目前患者未出现白血病或淋巴瘤，但仍建议定期监测血常规、纵隔超声，以便早期发现异常，尽早干预。

4. 临床价值

目前临床医师对 Wiedemann–Steiner 综合征的认识不足，但随着人们对这种罕见疾病认识的提高，基因检测的广泛应用，预计会有更多 Wiedemann–Steiner 综合征的病例报告，这将有助于扩展该病的基因型谱和表型谱。

【参考文献】

[1] MIYAKE N，TSURUSAKI Y，KOSHIMIZU E，et al. Delineation of clinical features in Wiedemann–Steiner syndrome caused by KMT2A mutations[J]. Clinical genetics，2016，89（1）：115–119.

[2] JONES W D，DAFOU D，MCENTAGART M，et al. De novo mutations in MLL cause Wiedemann–Steiner syndrome[J]. The American journal of human genetics，2012，91（2）：358–364.

[3] SHEPPARD S E，CAMPBELL I M，HARR M H，et al. Expanding the genotypic and phenotypic spectrum in a diverse cohort of 104 individuals with Wiedemann–Steiner syndrome[J]. American journal of medical genetics part A，2021，185（6）：1649–1665.

[4] SUN Y，HU G，LIU H，et al. Further delineation of the phenotype of truncating KMT2A mutations：the extended Wiedemann–Steiner syndrome[J]. American journal of medical genetics part A，2017，173（2）：510–514.

[5] LI N，WANG Y，YANG Y，et al. Description of the molecular and phenotypic spectrum of Wiedemann–Steiner syndrome in Chinese patients[J]. Orphanet journal of rare diseases，2018，13（1）：1–13.

[6] JINXIU L，SHUIMEI L，MING X，et al. Wiedemann–steiner syndrome with a de novo mutation in KMT2A：a case report[J]. Medicine，2020，99（16）：e19813.

[7] CHEN M，LIU R，WU C，et al. A novel de novo mutation（p. Pro1310Glnfs*46）in KMT2A caused Wiedemann–Steiner syndrome in a Chinese boy with postnatal growth retardation：a case report[J]. Molecular biology reports，2019，46（5）：5555–5559.

[8] WANG X，ZHANG G，LU Y，et al. Trio - WES reveals a novel de novo missense

mutation of KMT2A in a Chinese patient with Wiedemann - Steiner syndrome：a case report[J]. Molecular genetics & genomic medicine，2021，9（1）：e1533.

[9] LUO S，BI B，ZHANG W，et al. Three de novo variants in KMT2A（MLL）identified by whole exome sequencing in patients with Wiedemann‑Steiner syndrome[J]. Molecular genetics & genomic medicine，2021：e1798.

[10] 王嘉丽，黄轲，吴蔚，等 . KMT2A 基因新发变异引起的 Wiedemann‑Steiner 综合征一例 [J]. 中华儿科杂志，2021，59（6）：516-518.

[11] 薛慧琴，冯宇，张钏，等 . 基因新发无义变异导致 Wiedemann-Steiner 综合征一例 [J]. 中华医学遗传学杂志，2021，38（2）：138-140.

[12] 曹旭英，黄轲，崔岳崇 . Wiedemann-steiner 综合征伴发育迟缓 KMT2A 基因变异分析一例 [J]. 实用妇科内分泌杂志（电子版），2019（35）：114-116.

[13] 代丽芳，方方，田小娟，等 . KMT2A 基因变异导致儿童 Wiedemann-Steiner 综合征 1 例 [J]. 中华实用儿科临床杂志，2019，34（13）：1027-1029.

[14] 上官华坤，胡旭昀，沈亦平，等 . KMT2A 基因新突变导致 Wiedemann-Steiner 综合征 1 例并文献复习 [J]. 中华内分泌代谢杂志，2019（1）：26-31.

[15] 孙昱，胡国瑞，刘慧丽，等 . 截短型 KMT2A 突变所致表型描述：Wiedemann-Steiner 综合征扩充 [C]// 中华医学会第十五次全国医学遗传学学术会议暨中国医师协会医学遗传医师分会第一届全国学术会议暨 2016 年浙江省医学遗传学年会论文汇编 . 浙江：浙江省科学技术协会，2016.

[16] KRIVTSOV A V，ARMSTRONG S A. MLL translocations, histone modifications and leukaemia stem-cell development[J]. Nature reviews cancer，2007，7（11）：823-833.

[17] ALDOSS I，SONG J Y. Extramedullary relapse of KMT2A（MLL）-rearranged acute lymphoblastic leukemia with lineage switch following blinatumomab[J]. Blood，The journal of the American Society of Hematology，2018，131（22）：2507-2507.

[18] SAARINEN S，KAASINEN E，KARJALAINEN-LINDSBERG M L，et al. Primary mediastinal large B-cell lymphoma segregating in a family：exome sequencing identifies MLL as a candidate predisposition gene[J]. Blood，The journal of the American Society of Hematology，2013，121（17）：3428-3430.

PHF8 基因突变致 Siderius 型 X- 连锁智力发育迟缓综合征

【概述】

Siderius 型 X- 连锁智力发育迟缓综合征（Siderius X-linked mental retardation syndrome，MRXSSD）（OMIM：300560），最早于 1999 年由荷兰医生 Siderius 首次报道，主要表现为精神发育迟滞，伴或不伴不同严重程度的唇腭裂、长脸和长手、扁平足。Laumonnier 等在 2005 年首次报道了 *PHF8* 基因突变可以导致 Siderius 型 X- 连锁智力发育迟缓综合征。目前全球报道病例数较少，笔者及所在团队报道 1 例以精神发育迟缓、双足畸形为主要表现的 *PHF8* 基因突变导致的 Siderius 型 X- 连锁智力发育迟缓综合征。该病例拓宽了疾病遗传谱，并加深了临床医师对本病的认识，可提高临床诊断率。

【病历摘要】

患者，男，15 岁，因"智能迟滞、双足畸形 14 年余"入院。主要表现为自幼智能发育迟滞伴双足畸形。出生时发现"室间隔缺损"，行室间隔缺损修补术治疗。家族史无特殊。查体：反应迟钝，记忆力、计算能力差。四肢腱反射减低，体型消瘦，四肢修长，双手末端指节弯曲，双足内翻畸形。空腹血糖及糖化血红蛋白升高。头颅 MRI 显示轻度小脑萎缩、胼胝体变薄。X 线检查示双足内翻改变，第 2 ～ 5 跖骨形态不规整，双足𧿹外翻。

【临床资料】

1. 病史

（1）现病史：患者，男，15 岁，自幼智能发育迟滞，3 岁会发单音节，之后缓慢发育，始终明显落后于同龄人。伴有双足畸形，扁平足，逐渐出现双足内翻。未诉四肢无力、麻木，以及步态不稳等，不影响走路、跑步。7 年前（8 岁）患者足内翻逐渐严重，足弓外侧突出明显，右侧较左侧严重，容易与鞋摩擦，但活动时疼痛不明显。3 年前开始出现活动后足外侧缘疼痛，休息后缓解，症状逐年加重，伴智力下降，学习困难。

（2）既往史：先天性心脏病，于出生后 100 天行室间隔缺损修补术治疗。自幼视力差，散光。2 型糖尿病病史 1 年余。

（3）出生史及生长发育史：足月顺产，无产伤窒息史。

（4）家族史：父母否认近亲结婚，体健，家族中无类似表现者。

2. 体格检查

患者神志清楚，言语流利，反应迟钝，粗测记忆力、计算能力差。颅神经检查大致正常。四肢肌力、肌张力正常，四肢腱反射减弱。四肢深浅感觉无异常。双侧轮替试验正常，双手指鼻稳准，跟 – 膝 – 胫试验稳准，Romberg 征（–）。双侧病理征（–）。颈软，脑膜刺激征（–）。体型消瘦，长脸，四肢修长，双手瘦长且末端指节弯曲，双足内翻畸形，足趾细长（图 5.1A、图 5.1B）。

3. 辅助检查

（1）双足 X 线检查：双足内翻改变，第 2 ～ 5 跖骨形态不规整，双足跗外翻；双手 X 线：双手及腕关节未见明显异常（图 5.1C ～图 5.1E）。

（2）头颅 MRI 检查示轻度小脑萎缩、胼胝体变薄（图 5.1F）；颈椎 + 胸椎 MRI 未见明显异常（图 5.1G、图 5.1H）。

（3）超声心动图：先天性心脏病，室间隔缺损术后，主动脉瓣二瓣化畸形，二、三尖瓣反流（轻度），肺动脉瓣反流（轻度）（图 5.1I）。

（4）神经电生理检查：神经传导检查示所检双正中神经、尺神经、胫神经运动传导速度减慢，余未见异常；F 波示右胫神经潜伏期延长，余未见异常；H 反射示右胫神经未见异常；肌电图示右指总伸肌静息状态可见肌强直电位，余未见异常。

（5）血生化检查：空腹血糖 7.31 mmol/L（正常为 3.9 ～ 6.1 mmol/L），糖化血红蛋白 6.20%（正常为 4% ～ 6%）。

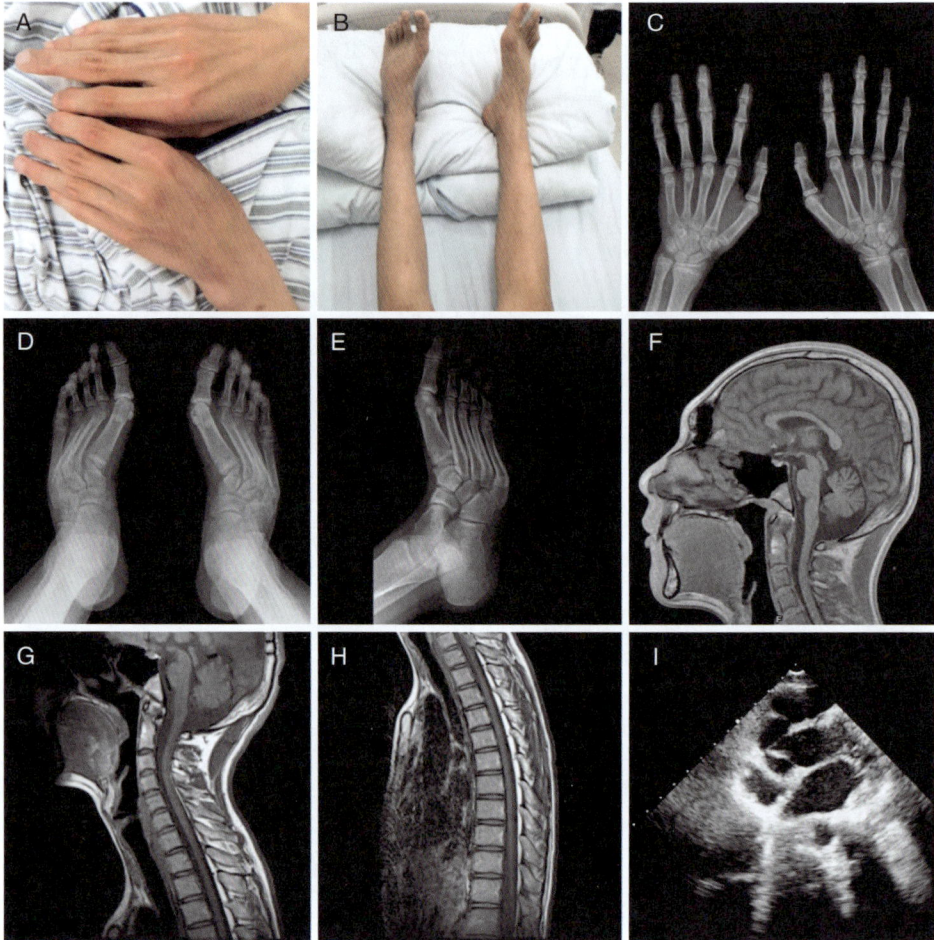

图 5.1　患者的临床表现、影像学检查

4. 家系全外显子测序分析

结果提示，*PHF8* 基因 7 号外显子（共 22 个）存在一处终止密码子突变 ［NM_015107.2：c.631C ＞ T（p.Arg211Ter）］，新发变异（图 5.2）。

变异位点分析：①基因 – 疾病关系证据（*PHF8*），肯定；② ACMG 评级，致病（PAT），PVS1+PS4_Supporting+PM2_Supporting+PP2+PP4（已 报 道 1 例，PMID：16199551）；③ Sanger 测序验证证实 *PHF8* 基因存在 1 个致病性突变，家系分析提示为新发变异（图 5.2A、图 5.2B）。

A

I-1　　　　　　I-2

II-1

c.631C < T
p.Arg211Ter

B

II -1c.631C > T,p.Arg211Ter
C C A T G A C A G C T T T C A A C A A T C T T C G G T G

I -1
C C A T G A C A G C T T T C G A A C A A T C T T C G G T G

I -2
C C A T G A C A G C T T T C G A A C A A T C T T C G G T G

C

R211*

K177X　F279S

外显子 8/ 内含子 8
（12bp deletiton）

997 ～ 1000

7　54

PHD　　JMJC

1　59 ～ 65　195　294　　491 ～ 507　579 ～ 595　832 ～ 838　895 ～ 898　1024

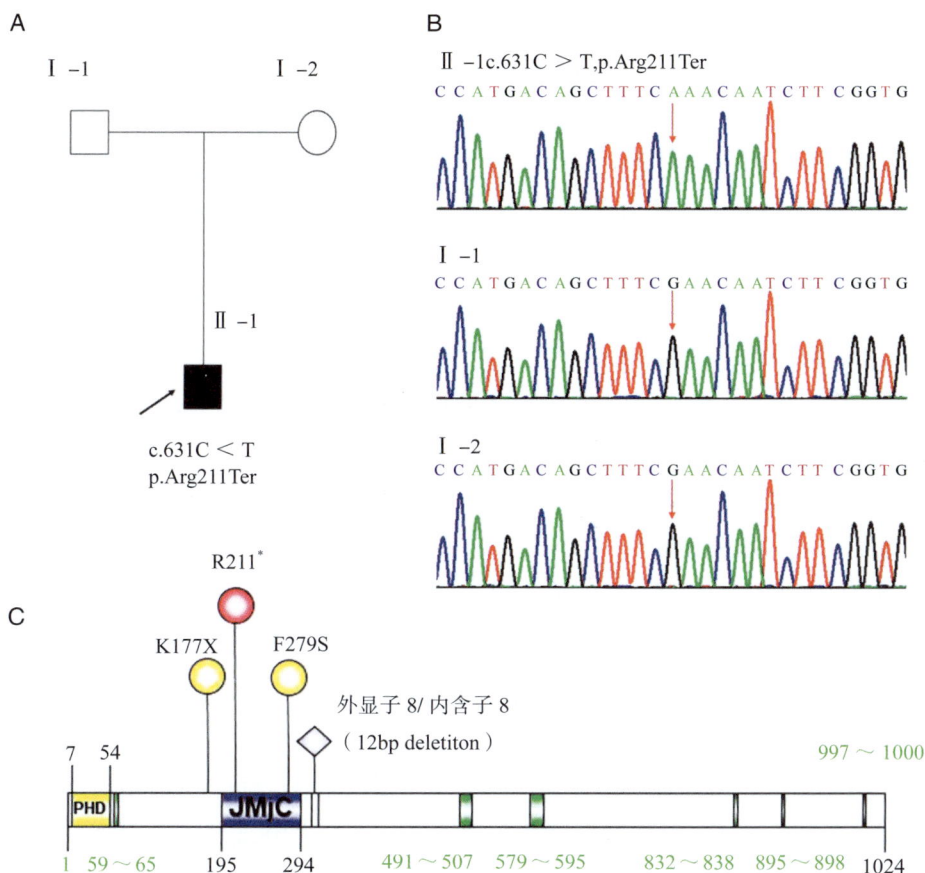

A. 家系图；B. Sanger 验证结果；C. ClinVar 报道 *PHF8* 致病性突变位点分布。

图 5.2　患者基因检测结果及已报道位点汇总

5. 诊断

（1）定位诊断：患者反应迟钝，记忆力、计算能力差，考虑大脑高级皮层广泛受累；四肢腱反射减退，结合肌电图结果考虑周围神经受累；结合患者手足骨骼畸形、先天性室间隔缺损、糖尿病等，考虑神经系统、骨骼系统、心脏系统、内分泌系统等受累。

（2）定性诊断：患者为少年男性，自幼起病。查体提示反应迟钝，记忆力、计算能力差，四肢腱反射减退，手足骨骼畸形，头颅 MRI 提示轻度小脑萎缩，考虑遗传性周围神经病及精神发育迟滞。需要与以下疾病进行鉴别：①遗传性周围神经病，周围神经损伤的临床特征有感觉障碍、运动障碍、自主神经障碍及反射减弱或消失。周围神经病的病因很多，常见的有免疫介导、中毒、代谢、感染及遗传等。遗传性病因所致的周围神经病通常为隐匿进展的病程，常伴有骨骼及皮肤的异常，如四肢骨骼畸形、脊柱侧弯、先天性髋关节脱位等。支持点包括患者自幼起病，有骨骼异常、体型消瘦、腱反射减退，病理征阴性，不支持点包括患者无家族史，未诉感觉异常，无明显肌肉萎缩，同时有智能差等。②精神发育迟滞，是一组以智力低下和社会适应困难为显著临床特征的精神障碍，轻度精神发育迟滞占 75% ～ 80%。此类患者儿童期的语言表达能力发育尚可，能应付日常生活交谈，在学龄前难以被发现，入学后发现学习困难，领悟能力低，对事物缺乏分析与概括能力，缺乏想象力和推理能力，有一定的社会交往能力，日常生活可自理。本例患者有反应迟钝、智力发育异常、骨骼畸形，但基本社交不受影响，故考虑此病。③代谢性疾病：本例患者幼年起病，高级皮层功能、周围神经系统、内分泌系统、骨骼系统等多系统受累，不除外此类疾病，应进一步进行血尿有机酸检查，协助诊断。

（3）基因－表型匹配诊断如下。

临床角度：据报道，*PHF8* 基因突变可导致智力发育迟缓、唇腭裂、长脸、长手、长脚、扁平足等表型，此与本例患者的核心表型高度匹配（表 5.1）。

遗传学角度：全外显子测序提示患者 *PHF8* 基因存在 1 个杂合的新发无义突变，根据 ACMG 指南分级，预测为致病性突变。

功能学角度：在培养细胞中，*PHF8* 的基因沉默导致细胞周期进程中 DNA 合成前期与 DNA 合成期转换的延迟和神经元分化的损害。在细胞和动物中进行功能研究能帮助更好地理解 *PHF8* 在发育过程中的体内作用。体内功能研究表明，*PHF8* 的缺失分别导致斑马鱼神经细胞的凋亡和线虫的运动障碍。在小鼠实验中，*PHF8* 基因敲除的小鼠表现出学习和记忆受损。

表 5.1　基因－表型匹配度分析

在线人类孟德尔遗传数据库（OMIM）	患者症状	匹配度（9/26）
遗传方式		
—X 连锁隐性遗传	X 连锁隐性遗传	☑
头部和颈部		
面部		
—长脸	长脸	☑
—前额倾斜		
—眶上嵴突出		

在线人类孟德尔遗传数据库（OMIM）	患者症状	匹配度（9/26）
眼		
—睑裂上斜		
鼻		
—宽鼻尖		
口		
—单侧或双侧唇裂		
—单侧或双侧腭裂		
泌尿生殖系统		
外生殖器（男性）		
—睾丸回缩		
骨骼		
脊柱		
—胸椎后凸		
手		
—长手	长手	☑
—瘦手	瘦手	☑
—大手		
足		
—扁平足	扁平足	☑
—短拇趾		
—长足趾	长足趾	☑
—细足趾	细足趾	☑
皮肤、指甲和头发		
毛发		
—浓眉		
—发际线后部低		

续表

在线人类孟德尔遗传数据库（OMIM）	患者症状	匹配度（9/26）
神经		
—中枢神经系统		
—智力低下，轻度至临界	智力障碍	☑
—言语发育迟缓		
—构音障碍，言语不清		
行为精神病学表现		
—无法控制的爆发		
声音		
—鼻音		
杂项		
—常见特征为智力低下和单侧/双侧唇腭裂		
分子基础		
—由 PHD 指蛋白 8 基因突变引起（*PHF8*，300560.0001）	*PHF8* 杂合变异： NM_015107.2:c.631C>T （p.Arg211Ter）	☑

综上所述，本例患者诊断为 Siderius 型 X– 连锁智力发育迟缓综合征。

6. 治疗

本病无有效治疗方案，患者下肢畸形可考虑康复训练，必要时可手术矫形。

【专家点评】

1. X 连锁基因异常导致智力低下

X 连锁基因异常长期以来被认为是导致精神发育迟滞的重要原因，这是基于智力低下在男性中明显多于女性的观察结果。据报道，X 连锁基因异常智力低下占全部智力低下病例的 25%～50%，也可表明 X 连锁基因异常是导致智力低下的一个重要原因。目前为止，已经发现的 *PHF8* 基因突变涉及多个系统，临床表现有部分异质性。临床上，*PHF8* 突变仍未得到充分诊断，而二代基因测序是提高诊断率的有力工具。

2. 本例患者临床特征

本例患者为 15 岁男性，自出生以来双足畸形，扁平足，手指、脚趾细长，且伴有轻度智力发育障碍，症状呈进行性加重。没有唇腭裂。既往有先天性心脏病，1 年前发现糖尿病。此次二代基因检测发现 *PHF8* 基因 7 号外显子的新发无义突变（p.Arg211Ter），最终明确诊断。本例患者比较特殊，以往报道的病例多为智力低下合并唇腭裂，未见有合并先天性心脏病的报道。

3. *PHF8* 基因的结构及功能

PHF8 作为一种组蛋白去甲基化酶，含有两个功能结构域，一个是识别赖氨酸甲基化的氨基末端的 PHD 手指结构（一种锌指蛋白），另一个是催化赖氨酸去甲基化的 JMjC 结构域。人类 *PHF8* 基因簇在其 JMjC 编码外显子内发生突变，与智力低下和唇腭裂表型有关。在动物实验研究中，*PHF8* 通过直接调控同源结构域转录因子 Msx1/MSXB 的表达，调控斑马鱼神经细胞存活和下颌发育，Msx1/MSXB 在多个信号传导和发育途径的下游起作用。该研究结果表明，组蛋白甲基化动力学的不平衡在 X 连锁基因异常引起的精神发育迟滞中起着关键作用。*PHF8* 基因敲除的小鼠表现出学习和记忆受损，表现为海马长时程增强（long-term potentiation，LTP）受损。同时，研究发现 *PHF8* 基因敲除后海马区的 mTOR 信号通路被激活，且利用西罗莫司抑制 mTOR 后可以恢复小鼠的长时程增强及改善认知障碍。

4. 临床价值

以往，此类疾病多以临床表型，生化检测、神经影像学检测等手段进行诊断，程序烦琐复杂，且不能从根本的致病原因上做出明确诊断。随着人类基因组计划的完成和高通量测序技术的普遍应用，利用最先进的基因检测技术，已经可以从基因水平对此类疾病进行检测，加强辅助临床随诊，让医师的诊治更精准。

【参考文献】

[1] SIDERIUS L E, HAMEL B C, VAN BOKHOVEN H, et al. X–linked mental retardation associated with cleft lip/palate maps to Xp11.3–q21.3[J]. American journal of medical genetics, 1990, 85（3）: 216–220.

[2] LAUMONNIER F, HOLBERT S, RONCE N, et al. Mutations in PHF8 are associated with X linked mental retardation and cleft lip/cleft palate[J]. Journal of medical genetics, 2005, 42（10）: 780–786.

[3] LIU W, TANASA B, TYURINA O V, et al. PHF8 mediates histone H4 lysine 20

demethylation events involved in cell cycle progression[J]. Nature，2010，466：508-512.

[4] QIU J，SHI G，JIA Y，et al. The X-linked mental retardation gene PHF8 is a histone demethylase involved in neuronal differentiation[J]. Cell Res，2010，20：908-918.

[5] QI H H，SARKISSIAN M，HU G Q，et al. Histone H4K20/H3K9 demethylase PHF8 regulates zebrafishbrain and craniofacial development[J]. Nature，2010，466：503-507.

[6] KLEINE-KOHLBRECHER D，CHRISTENSEN J，VANDAMME J，et al. A functional link between the histone demethylase PHF8 and the transcription factor ZNF711 in X-linked mental retardation[J]. Mol Cell，2010，38：165-178.

[7] CHEN X，WANG S，ZHOU Y，et al. Phf8 histone demethylase deficiency causes cognitive impairments through the mTOR pathway[J]. Nat Commun，2018，9：114.

[8] LEHRKE R A. Theory of X-linkage of major intellectual traits[J]. Am J Ment Defic，1972，76：611-619.

[9] LEHRKE R G. X-linked mental retardation and verbal disability[J]. Birth Defects Orig，1974，10：1-100.

[10] YNTEMA H G，HAMEL B C，SMITS A P，et al，Localisation of a gene for non-specific X linked mental retardation（MRX46）to Xq25-q26[J]. Journal of medical genetics，1998，35（10）：801-805.

[11] ABIDI F，MIANO M，MURRAY J，et al. A novel mutation in the PHF8 gene is associated with X-linked mental retardation with cleft lip/cleft palate[J]. Clin Genet，2007，72：19-22.

[12] LAUMONNIER F，HOLBERT S，RONCE N，et al. Mutations in PHF8 are associated with X linked mental retardation and cleft lip/cleft palate[J]. J Med Genet，2005，42：780-786.

[13] KOIVISTO A M，ALA-MELLO S，LEMMELA S，et al. Screening of mutations in the PHF8 gene and identification of a novel mutation in a Finnish family with XLMR and cleft lip/cleft palate[J]. Clin Genet，2007，72：145-149.

[14] LOENARZ C，GE W，COLEMAN M L，et al. PHF8，a gene associated with cleft lip/palate and mental retardation，encodes for an Nepsilon-dimethyl lysine demethylase[J]. Hum Mol Genet，2010，19：217-222.

ARSA 复合杂合突变导致的异染性脑白质营养不良

【概述】

异染性脑白质营养不良（metachromatic leukodystrophy，MLD），也称为芳基硫酸酯酶 A（arylsulfate A，ARSA）缺乏症，是一种罕见的常染色体隐性遗传的代谢性疾病。国外报道其发病率为 1/100 000 ～ 1/40 000。典型的 MLD 累及中枢和外周神经系统，其中晚期婴儿型 MLD 的早期阶段表现为步态异常，随后逐渐出现共济失调、痉挛性四肢瘫痪、视神经萎缩、皮质性失明和痴呆。1991 年，Polten 等首次在 MLD 患者中鉴定出 ARSA 基因的突变。在此之前，在 2 个因鞘脂激活蛋白 B 缺乏导致 MLD 的同胞患者中，Kretz 等在 PSAP 基因中发现了一个纯合突变。ARSA 基因突变已报道超过 270 种，PSAP 基因突变也已超过 70 种。目前，MLD 主要为西方国家报道，中国人报道样本数较少，且多为零星报道。2018 年，我国姜玉武和王静敏团队在 21 例 MLD 患者中发现了 34 种 ARSA 突变，含 28 个新突变，充分提示中国人群的 MLD 基因突变谱不同于西方人群。笔者及所在团队报道 1 例通过临床表现和基因检测确诊为 MLD 的患者，本例患者检测出 ARSA 中的 1 个错义突变（c.452A ＞ G）和 1 个位于内含子的剪切突变（c.1108-3C ＞ G）。本例患者的错义突变（c.452A ＞ G）是新突变，这扩大了 MLD 的突变谱。

【病历摘要】

患者，男，20 岁，12 岁起病，主要表现为精神行为异常及认知障碍，说话较同龄人晚（1 岁半），自幼学习能力差。主要阳性体征为记忆力、计算力检查不配合，定向力、理解力差。双下肢腱反射（+++）。

【临床资料】

1. 病史

（1）现病史：患者，男，20岁，于2012年（12岁）无明显诱因出现性格改变，易激惹，叛逆，经常与父母吵架。就诊于当地医院，未予特殊治疗。患者症状逐渐进展，2015年出现幻视及行为异常。于当地医院查头颅 MRI 提示侧脑室旁弥漫性异常信号，考虑"脑白质营养不良"，患者家属未予重视。2017年出现近事遗忘，不记得说过的话、做过的事，无法胜任保安工作。2019年2月逐渐发展至生活不能自理，穿衣经常穿错，无法独立完成进餐行为，吃饭不知饥饱，无法正常交流。入院前2个月出现大小便失禁。

（2）既往史：无特殊。

（3）出生史及生长发育史：足月顺产，无缺氧窒息史。自幼学习能力差，说话较同龄人晚（1岁半）。运动发育正常。

（4）家族史：家族中无类似表现者。

2. 体格检查

查体欠合作。右利手，情绪欣快。神志清楚，言语流利，无构音障碍。记忆力、计算力检查不配合，定向力、理解力差。眼球运动可，未见眼震，伸舌居中，余颅神经查体不配合。四肢肌力5级，肌张力正常，无肌萎缩。双上肢腱反射对称引出，双下肢腱反射（+++），病理反射未引出，脑膜刺激征（−）。深浅感觉查体不配合。双侧指鼻试验稳准，跟−膝−胫试验不配合。闭目难立征（−）。步态自如，自动体位。未见肌束颤动、手足徐动、抽搐等不自主运动。

3. 辅助检查

（1）头颅 MRI（2015年）：双侧侧脑室旁、额顶叶白质弥漫性异常信号（图6.1A、图6.1B）。

（2）头颅 MRI（2019年）：深部白质及侧脑室旁、胼胝体弥漫性异常信号（图6.1C、图6.1D）。

（3）脑电图：全导联可见稍多低幅慢波。

（4）简易精神状态检查量表（mini-mental state examination，MMSE）6分。蒙特利尔认知评估量表（Montreal cognitive assessment，MoCA）3分。画钟测验（clock drawing test，CDT）0分。

（5）实验室检查：脑脊液 IgG 99.1 mg/L，24小时 IgG 鞘内合成率16.70 mg/24 h，蛋白质1050 mg/L，均升高；血同型半胱氨酸51.0 μmol/L，维生素 B_{12} 129.00 pg/mL。血白细胞中 ARSA 活性为7.5 nmol，显著降低。

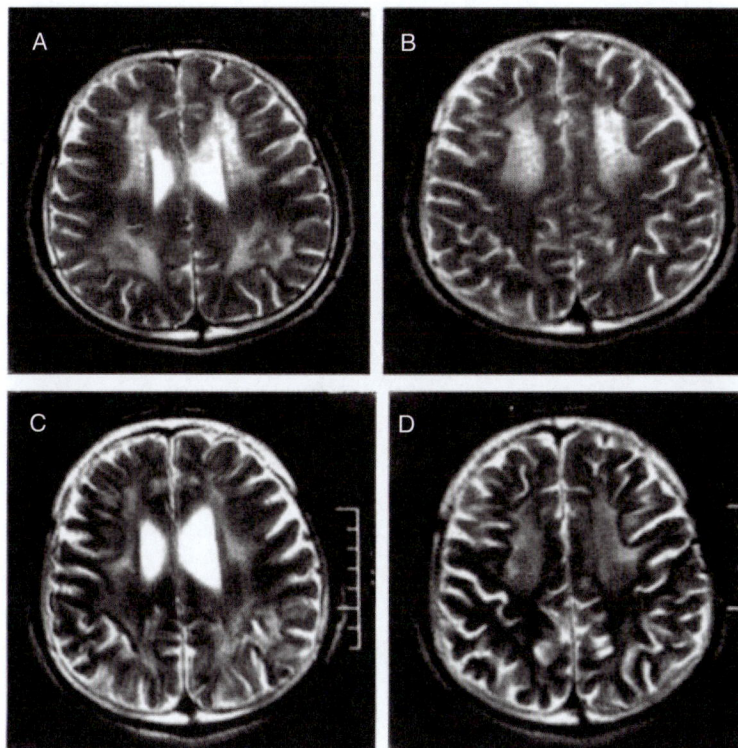

A、B. 2015 年；C、D. 2019 年。

图 6.1　头颅 MRI

4. 单样本全外显子测序分析

结果提示：*ARSA* 基因存在可能复合杂合突变，包括 6 号内含子的剪切突变（NM_000487.5：c.1108–3C ＞ G）；2 号外显子（共 8 个外显子）的错义突变［NM_000487.5：c.452A ＞ G（p.Tyr151Cys）］。变异位点分析如下。

（1）基因 – 疾病关系证据（*ARSA*），肯定。

（2）ACMG 评级，NM_000487.5：c.452A ＞ G（p.Tyr151Cys），LP，PM5+PM1+PM2_Supporting+PP3+PP4（p.Tyr151fs，p.Tyr151Phe，p.Tyr151Ter 已报道，PMID：8962139，10477432）。

NM_000487.5：c.1108–3C ＞ G，LP，PM3_Strong+PM2_Supporting+PP3+PP4（已报道，PMID：26462614，预测没有产生剪接效应）。

（3）Sanger 测序验证证实患者携带的突变为复合杂合突变，分别来自父母（图 6.2）。

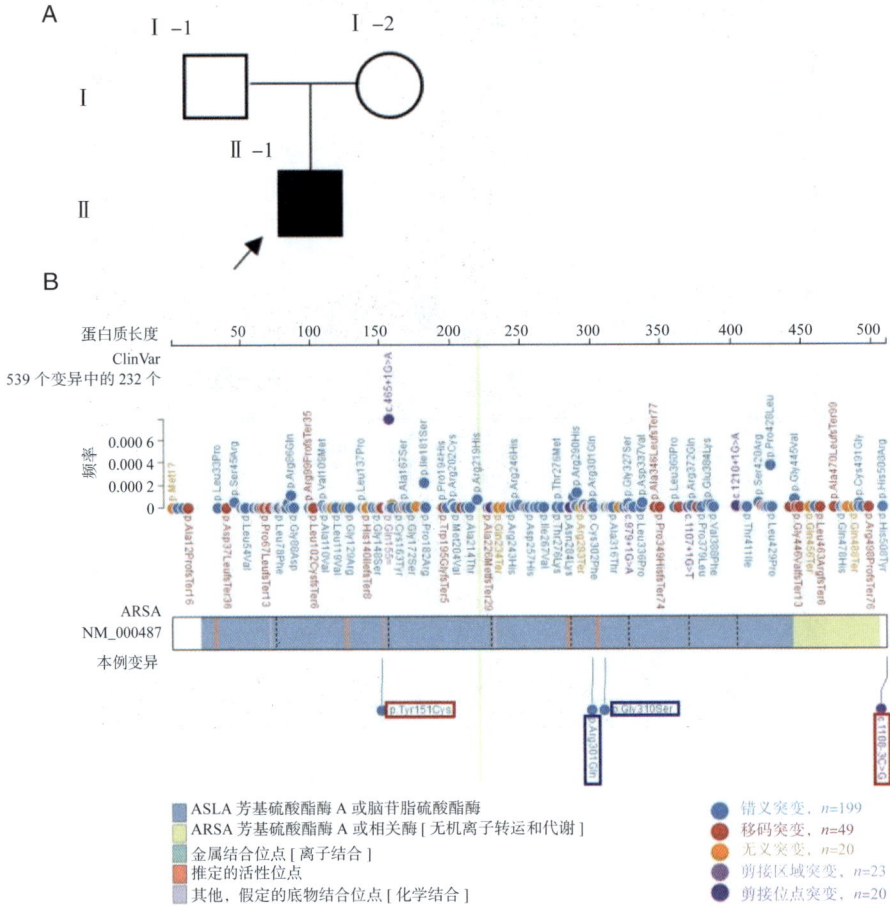

A. 家系图；B. ClinVar 报道 *ARSA* 基因致病性突变位点分布（红框为本患者变异位点）。

图 6.2　患者家系图及已报道位点汇总

5. 诊断

（1）定位诊断：精神行为异常、性格改变定位于额叶腹内侧皮质、扣带回前部、杏仁核及其联系纤维；认知障碍定位于颞叶内侧皮质、海马及其联系纤维；双侧下肢腱反射亢进考虑双侧锥体束受累。

（2）定性诊断：①遗传性脑白质营养不良，患者为青年男性，儿童期隐匿起病，逐渐进展，主要临床表现为缓慢进展的性格改变、精神行为异常伴认知障碍。头颅 MRI 示脑深部白质及大脑脚、两侧内囊后肢、胼胝体弥漫性异常信号伴脑萎缩。首先考虑该类疾病可能，具体分型依赖基因检测。②营养障碍性脑病，是多种原因所致营养物质缺乏或吸收、利用障碍所引起的慢性进行性脑病。这些营养物质主要是指 B 族维生素，如维生素 B_1、烟酸、维生素 B_{12} 等。临床表现中可出现精神症状和认知障碍。本例患者以精神行为异常伴认知障碍为主要表现，有维生素 B$_{12}$ 降低，故考虑此病可能。但患者临床表现的影响范围相对局限，不符合此病，需进一步行维生素含量测定，以及肌电图、脊椎 MRI 等检查寻找神经系统其他部位损害的证据。③脑型 X– 连锁肾上腺脑白质营养不良，此病在成年人中少见，可表现为精神症状，随后出现痴呆、共济失调、癫痫发作甚至死亡。头颅 MRI 可见病灶位于顶枕叶白质，胼胝体压部，偶见于皮质脊髓束。本例患者临床表现为精神行为异常伴认知障碍，头颅 MRI 示脑深部白质及大脑脚、两侧内囊后肢、胼胝体弥漫性异常信号伴脑萎缩，故考虑有此病。但患者没有明确的家族史，需行基因检测。

（3）基因 – 表型匹配诊断如下。

临床角度：据报道，*ARSA* 基因突变可导致脑白质异常、认知障碍、反射亢进、精神行为异常、情绪不稳等表型，与本例患者的核心表型高度匹配（表 6.1）。

表 6.1　基因 – 表型匹配度分析

在线人类孟德尔遗传数据库（OMIM）	患者症状	匹配度（13/42）
遗传方式		
—常染色体隐性遗传	常染色体隐性遗传	☑
头部和颈部		
眼		
—视神经萎缩		
腹部		
胆道		
—胆囊功能障碍		
—胆囊炎		
泌尿生殖		
膀胱		
—尿失禁	尿失禁	☑
神经		
中枢神经系统		
—精神退化	智力障碍	☑
—言语丧失	失去语言能力（无法与人正常交流）	☑
—肌张力减退		

续表

在线人类孟德尔遗传数据库（OMIM）	患者症状	匹配度（13/42）
一肌无力		
一步态障碍		
一反射减退（早期）		
一构音障碍		
一肌张力障碍		
一舞蹈病		
一共济失调		
一痉挛性四肢瘫痪		
一反射亢进（后期）	双下肢腱反射活跃	☑
一癫痫发作		
一延髓麻痹		
一进展为四肢瘫痪和去大脑状态		
一脑白质异常	脑白质病变	☑
一脑脊液蛋白升高		
周围神经系统		
一进行性多发性神经病		
一脱髓鞘		
一肌电图显示神经源性改变		
一神经传导速度延迟		
行为精神病学表现		
一行为障碍	行为障碍	☑
一情绪不稳	情绪不稳	☑
一学习成绩差		
一幻觉	幻视	☑
一妄想		
一思维杂乱无章		
实验室异常		

续表

在线人类孟德尔遗传数据库（OMIM）	患者症状	匹配度（13/42）
—中枢和周围神经系统以及内脏器官中的异染沉积物（含硫酸酯）		
—尿液、白细胞、成纤维细胞中的 ARSA 活性降低	血白细胞中 ARSA 活性降低	☑
—脑脊液蛋白升高	脑脊液蛋白升高	☑
—尿磺酸排泄增加		
杂项		
—婴儿晚期发病 6～24 个月		
—青少年发病 4 岁至青春期	发病年龄 12 岁	☑
—青春期后成人发病		
—成人发病通常表现为精神表现		
—ARSA 缺乏症是一种等位基因疾病，ARSA 活性水平降低，但没有神经系统表现		
分子基础		
—由芳基硫酸酯酶 A 基因突变引起（*ARSA*，607574.0003）	*ARSA* 复合杂合变异： NM_000487.5：c.1108−3C>G， NM_000487.5：c.452A>G （p.Tyr151Cys）	☑

遗传学角度：根据 ACMG 指南，该变异被预测为致病性变异。

功能学角度：动物研究表明，*ARSA* 基因敲除小鼠发生的疾病类似于 MLD，但相对而言更为温和。在疾病的前期症状阶段，在 *ARSA* 基因敲除小鼠的大脑中进行转基因操作可以逆转致病物质的累积，防止发生神经病理学异常和神经运动障碍。

综上所述，该患者诊断为 MLD。

6. 治疗

（1）针对临床表现的治疗：①对症治疗，癫痫发作应用抗癫痫药物治疗；②护理及辅助支持，如助行器等。

（2）造血干细胞移植：有数据表明，造血干细胞移植对于患有青少年或成人形式的疾病前期和早期症状性的 MLD 个体来说是一种相对安全的手术。

【专家点评】

1. 异染性脑白质营养不良的临床亚型

MLD 是一种罕见的常染色体隐性遗传的渐进性和退行性神经系统疾病，通常由 ARSA 缺乏导致，少数与鞘脂激活蛋白 B（saposin B，SapB，由 *PSAP* 编码）缺乏相关。ARSA 是一种溶酶体酶，将硫酸脑苷脂（也称为脑硫脂，髓鞘的重要组成部分）水解为脑苷脂和硫酸盐。ARSA 缺乏会导致硫酸脑苷脂降解受阻，不能正常脱硫酸形成可溶性物质以重复利用，从而沉积在溶酶体中，破坏中枢神经系统及周围神经系统的髓鞘形成细胞。ARSA 缺乏导致的少突胶质细胞、施万细胞、小胶质细胞和一些神经元中脑硫脂的积累是 MLD 的神经病理学特征。SapB 作为 *PSAP* 编码的前体蛋白的裂解产物之一，是 ARSA 的激活蛋白，SapB 缺乏也可导致硫酸脑苷脂分解障碍，从而导致 MLD。MLD 可根据发病年龄分为 3 个亚型：①晚期婴儿型（30 个月之前起病），该型最常见，病情也最重，预后最差。早期出现运动功能障碍，如肌无力、肌张力低、感觉缺陷、腱反射消失等。可仅以周围神经症状和体征起病，随着疾病的进展，一般在数月至 1 年，中枢神经系统表现逐渐明显，出现言语障碍、痉挛性瘫痪、认知障碍、癫痫等。该类型患者的生存期相对短，为 3～10 年，大多不超过 5 年。②少年型（30 个月至 16 岁起病），以认知、行为障碍为主要突出表现，与晚期婴儿型相比，外周神经病变的症状不明显，相对较轻，且病情进展相对较慢，预后一般。③成人型（16 岁后起病），主要的临床特点为缓慢的智力下降、情绪不稳、精神行为异常及人格改变等，部分患者常被误诊为精神分裂症。运动障碍在该类型中出现较晚，也可不出现。疾病进展更慢，病程可达数十年，预后通常较好。MLD 患者的头颅 MRI 表现为从胼胝体开始累及脑室周围白质的双侧对称性异常 T_2 高信号，随病情进展，可呈弥漫性高信号改变。本次报道的患者为少年期起病，首发症状为精神及认知障碍，病情迁延数年后未明确诊断，后进行二代基因检测发现 *ARSA* 基因的复合杂合突变，最终明确诊断。

2. 异染性脑白质营养不良的临床分型与基因型的相关性

ARSA 基因编码 ARSA，该酶是一种由核糖体合成的酸性水解酶。*ARSA* 基因缺陷会导致 MLD，这些变异分布在 1～3 号和 8 号外显子内，且多为错义变异。*ARSA* 基因突变可引起各类神经系统及非神经系统症状（以胆囊病变为主，胆囊息肉最常见，对诊断有提示意义）。MLD 的临床表现与酶活性密切相关，酶活性越低，发病越早、病情越重。晚期婴儿型通常是基因突变导致无法表达任何有活性的 ARSA，导致疾病快速进展；少年型多仍可表达少量有活性的 ARSA，其临床表现也因此介于晚期婴儿型与成人型之间；成人型体内 ARSA 活性为正常人的 2%～4%（有些健康人的 ARSA 活性仅为

正常人的 5% ～ 20%，但不出现 MLD 症状，称为 ARSA 假性缺乏)，导致疾病晚发。因此，尽管基因检测可以分析 *ARSA* 基因的突变情况，但由于 *ARSA* 基因变异多样，需结合生化检测结果进行综合分析。

3. 异染性脑白质营养不良伴高同型半胱氨酸血症

在中国，关于 MLD 的报道仍然较少。虽然近几年二代测序在我国的应用逐渐增多，基因诊断的发展使得该疾病被更多发现，但是由于不同的基因型突变患者的表型各异，预后也不一样，而且西方国家报道的突变谱又与我国的报道有显著差异，因此，当患者出现神经功能逐渐恶化和脑白质营养不良的影像学表现，诊断怀疑 MLD 时，应进一步检测外周血白细胞 ARSA 的活性和(或)尿硫酸脑苷脂的水平，还有 *ARSA* 基因检测。

【参考文献】

[1] GIESELMANN V，KRÄGELOH-MANN I. Metachromatic leukodystrophy：an update[J]. Neuropediatrics，2010，41（1）：1-6.

[2] BIFFI A，LUCCHINI G，ROVELLI A，et al. Metachromatic leukodystrophy：an overview of current and prospective treatments[J]. Bone marrow transplantation，2008，42（2）：S2-S6.

[3] POLTEN A，FLUHARTY A L，FLUHARTY C B，et al. Molecular basis of different forms of metachromatic leukodystrophy[J]. New England journal of medicine，1991，324（1）：18-22.

[4] KRETZ K A，CARSON G S，MORIMOTO S，et al. Characterization of a mutation in a family with saposin B deficiency：a glycosylation site defect[J]. Proceedings of the National Academy of Sciences，1990，87（7）：2541-2544.

[5] CHEN L，YAN H，CAO B，et al. Identification of novel ARSA mutations in Chinese patients with metachromatic leukodystrophy[J]. International journal of genomics，2018，2018：2361068.

[6] SEVIN C，VEROT L，BENRAISS A，et al. Partial cure of established disease in an animal model of metachromatic leukodystrophy after intracerebral adeno-associated virus-mediated gene transfer[J]. Gene therapy，2007，14（5）：405-414.

[7] LV X，DONG S，LAN F，et al. Congenital dyserythropoietic anemia type I mimicking myelodysplasia syndrome with a novel CDAN1 mutation[J]. Annals of hematology，2020，99（1）：197-199.

[8] DOERR J，BÖCKENHOFF A，EWALD B，et al. Arylsulfatase A overexpressing human iPSC-derived neural cells reduce CNS sulfatide storage in a mouse model of metachromatic leukodystrophy[J]. Molecular therapy，2015，23（9）：1519-1531.

[9] ECKHARDT M. The role and metabolism of sulfatide in the nervous system[J]. Molecular neurobiology，2008，37（2）：93-103.

[10] BORGES F M，COSTA M J G D，CARNEIRO Z A，et al. Metachromatic leukodystrophy：pediatric presentation and the challenges of early diagnosis[J]. Revista da Associação Médica Brasileira，2020，66：1344-1350.

[11] BEEREPOOT S，NIERKENS S，BOELENS J J，et al. Peripheral neuropathy in metachromatic leukodystrophy：current status and future perspective[J]. Orphanet journal of rare diseases，2019，14（1）：1-13.

[12] VAN RAPPARD D F，DE VRIES A L C，OOSTROM K J，et al. Slowly progressive psychiatric symptoms：think metachromatic leukodystrophy[J]. J Am Acad Child Adolesc Psychiatry，2018，57（2）：74-76.

[13] HARRINGTON M，WHALLEY D，TWISS J，et al. Insights into the natural history of metachromatic leukodystrophy from interviews with caregivers[J]. Orphanet journal of rare diseases，2019，14（1）：1-10.

[14] SHAIMARDANOVA A A，CHULPANOVA D S，SOLOVYEVA V V，et al. Metachromatic leukodystrophy：diagnosis，modeling，and treatment approaches[J]. Frontiers in medicine，2020，7.

[15] VAN RAPPARD D F，BOELENS J J，WOLF N I，et al. Metachromatic leukodystrophy：disease spectrum and approaches for treatment[J]. Best practice & research clinical endocrinology & metabolism，2015，29（2）：261-273.

[16] HARVEY J S，CAREY W F，MORRIS C P，et al. Importance of the glycosylation and polyadenylation variants in metachromatic leukodystrophy pseudodeficiency phenotype[J]. Human molecular genetics，1998，7（8）：1215-1219.

[17] CESANI M，LORIOLI L，GROSSI S，et al. Mutation update of ARSA and PSAP genes causing metachromatic leukodystrophy[J]. Human mutation，2016，37（1）：16-27.

TUBB4A 基因新发突变致低髓鞘性脑白质营养不良 6 型

【概述】

低髓鞘性脑白质营养不良 6 型（hypomyelinating leukodystrophy 6，HLD6）（OMIM：612438），也称为低髓鞘性脑白质营养不良伴基底神经节和小脑萎缩（hypomyelinating leukodystrophy with atrophy of the basal ganglia and cerebellum，H-ABC），是一种罕见的脑白质营养不良症，由 *TUBB4A* 基因突变引起。其特征是在婴儿期或儿童早期出现运动发育迟缓和步态不稳，随后出现锥体外系运动障碍（如肌张力障碍、舞蹈、手足徐动症、反强直、动眼神经危象）、进行性痉挛性四肢瘫痪、共济失调，以及罕见的癫痫发作。大多数患者有认知能力下降和语言发育迟缓，但有些患者可以正常生活工作。头颅MRI 显示低髓鞘、小脑萎缩和壳核萎缩或消失。*TUBB4A* 突变还与常染色体显性遗传性扭转肌张力障碍（autosomal dominant torsion dystonia-4，DYT4）（OMIM：128101）相关。本例患者 10 岁起病，表现为智力减退伴缓慢进行性痉挛性瘫痪，头颅 MRI 平扫提示小脑萎缩，脑白质病变，表现出介于 DYT4 和 H-ABC 的中间临床特征，提示 *TUBB4A* 突变可能构成谱系障碍。

【病历摘要】

患者，女，15 岁，因"发现智力减退 5 年余，行走困难 1 年余"就诊。主要表现为智能减退，双下肢不对称性乏力、发僵感，伴步态不稳，活动不耐受。患者出生史正常，自幼智能及运动较同龄人差。家族史无特殊。主要阳性体征：反应较迟钝，视空间与执行能力、远记忆力、复述能力下降。右下肢肌力 4 级，四肢腱反射活跃，双侧病理征（+）。弓形足、剪刀步态、走一字步不能。MMSE 评分 24 分，MoCA 评分 19 分（初中毕业）。辅助检查：头颅 MRI 示脑内多发对称性脑白质异常信号，胼胝体变薄，小脑轻度萎缩；胸椎 MRI 示 $T_{8\sim9}$ 椎体水平脊髓两侧索可疑异常信号，胸髓变细。

【临床资料】

1. 病史

（1）现病史：患者，女，15 岁，5 年前（10 岁），由家属发现患者智力较同龄人差，表现为学习费力，反应较同龄人迟钝，长时间运动易疲劳，日常行走尚可。1 年前（14 岁），患者无明显诱因出现行走困难，主要表现为右下肢乏力、发僵感，行走姿势改变，长距离行走后加重，休息后缓解，无双上肢无力，无四肢肌肉萎缩、肢体麻木，无头晕、头痛，无视力障碍及视物成双，无耳鸣、听力下降，无夜间大喊大叫及拳打脚踢现象，曾被诊断为"钙缺乏"，给予补钙治疗（具体不详）无好转。行走困难逐渐加重，出现左下肢发僵感，伴反复跌倒，遂于半年前至神经外科就诊，行颈椎及胸椎 MRI 提示脊柱侧弯、颈椎生理曲度变直。

（2）既往史：无特殊。

（3）出生史及生长发育史：出生史无特殊。自幼智能及运动发育较同龄人差。

（4）家族史：父母否认近亲结婚，家族中无类似表现者。

2. 体格检查

神志清楚，言语流利，反应较迟钝，视空间与执行能力、远记忆力、复述能力下降。双侧瞳孔等大等圆，对光反射灵敏，双眼球各方向活动不受限，无复视，未引出眼震。双侧额纹及鼻唇沟对称，示齿口角不偏，伸舌居中。右下肢肌力 4 级，余肢体肌力 5 级，四肢肌张力正常。双上肢腱反射（+++），双下肢腱反射（++++），反射域扩大，双侧髌阵挛（−），双侧踝阵挛（+），双侧 Hoffmann 征、Rossolimo 征（+），下颌反射（+），双侧 Babinski 征、Chaddock 征（+）。四肢深浅感觉正常。颈无抵抗，脑膜刺激征（−）。双侧指鼻试验稳准，双侧跟−膝−胫试验稳准，Romberg 征（−），后拉试验（−）。弓形足，剪刀步态，不能走一字步。MMSE 评分 24 分；MoCA 评分 19 分（初中毕业）。

3. 辅助检查

（1）MRI 检查：头颅 MRI 示脑内多发对称性脑白质异常信号，脑白质营养不良待查。胼胝体变薄，小脑轻度萎缩。胸椎 MRI 示 $T_{8\sim9}$ 椎体水平脊髓两侧索可疑异常信号，胸髓变细（图 7.1）。

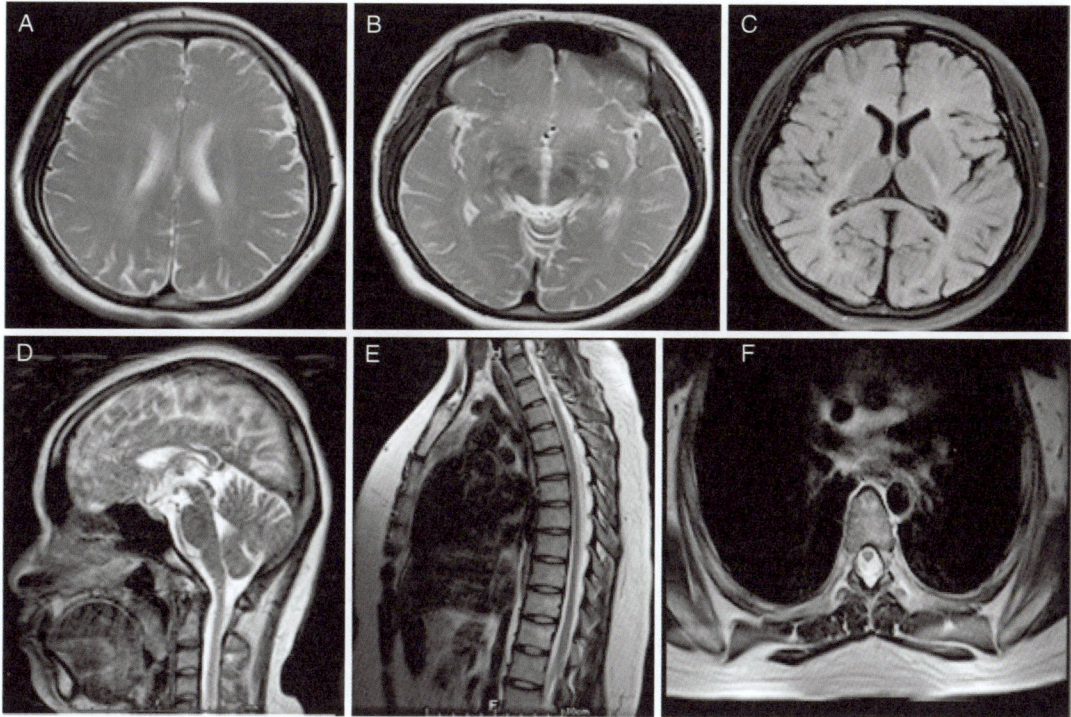

图 7.1　头颅及胸椎 MRI

（2）神经传导速度：四肢神经传导速度、F 波、H 反射未见异常。

（3）血尿有机酸：未发现异常改变。

4. 基因检测分析

家系全外显子测序分析结果提示，*TUBB4A* 基因第 4 号外显子（共 4 个外显子）存在一处新发错义突变［NM_006087.4：c.286G ＞ A（p.Gly96Arg）］。

变异位点分析（图 7.2）：①基因 – 疾病关系证据（*TUBB4A*），未知；② ACMG 评级，LP，PS2+PS4_Moderate+PM2_Supporting+PP2+PP3（已报道 2 例，PMID：30083362，28791129）；③ Sanger 测序验证证实患者携带该突变，父母为野生型。

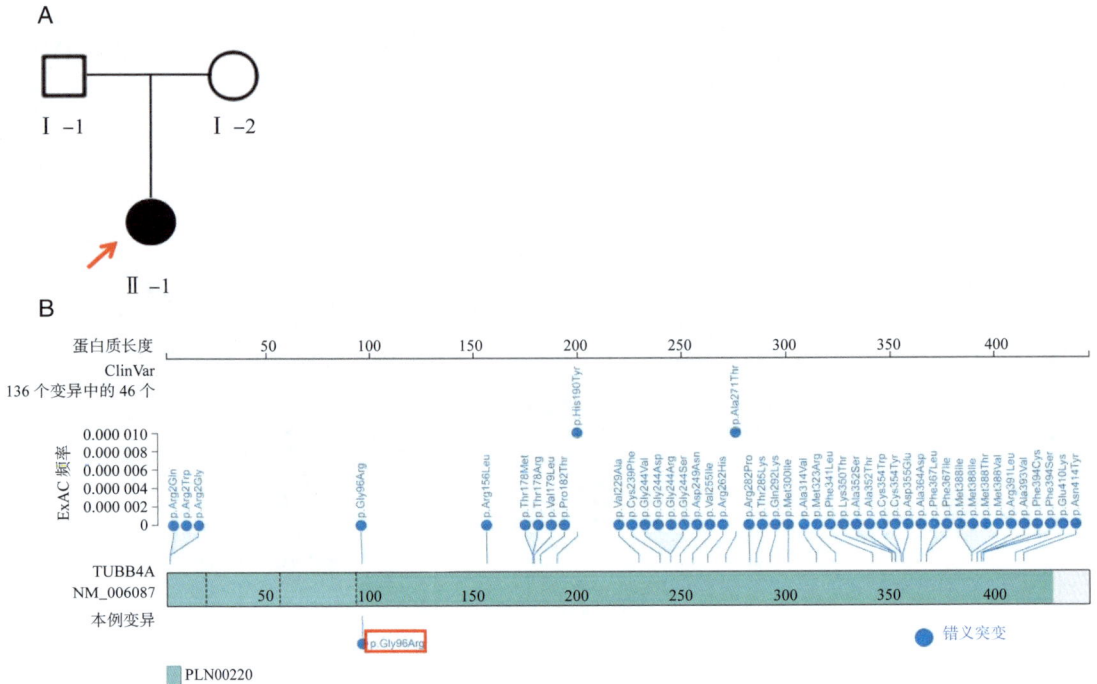

A. 家系图；B. ClinVar 报道 *TUBB4A* 致病性突变位点分布（红框为本患者变异位点）。

图 7.2 患者家系图及已报道位点汇总

5. 诊断

（1）定位诊断：反应迟钝，视空间与执行能力、远记忆力、复述能力下降，定位于大脑皮层；双下肢腱反射（++++），双侧踝阵挛（+），双侧 Hoffmann 征（+），双侧 Rossolimo 征（+），下颌反射（+），双侧 Babinski 征、Chaddock 征（+），定位于双侧锥体束；不能走一字步，定位于小脑及其联系纤维。

（2）定性诊断：①遗传性痉挛性截瘫（hereditary spastic paraplegia，HSP）复杂型，患者为 15 岁女性，查体提示认知下降、双下肢肌张力高、膝腱反射亢进，双侧病理征（+）。下肢反射比上肢明显活跃。头颅 MRI 平扫提示多发对称性脑白质异常信号，胼胝体变薄，小脑轻度萎缩，故考虑 HSP 复杂型可能性大。②原发性侧索硬化，本病主要症状为进行性强直性截瘫或四肢瘫，病程进展缓慢，患者存在腱反射亢进，双侧病理征（+）。一般无肌萎缩或肌束颤动，无感觉障碍，括约肌功能亦不受累。如病变累及双侧皮质核束，可出现假性延髓性麻痹的表现。但该病多在中年发病，不伴有运动协调障碍，无弓形足、阳性家族史、肌萎缩和感觉障碍等，可与 HSP 鉴别。本例患者青春期隐匿起病，以锥体束受损为主要表现，逐渐加重，无家族史，需要行基因检测进一步明确诊断。③ SCA，以小脑性共济失调表现为主，有共济失调步态和构音障碍，常先于下肢痉挛症状出现。MRI 显示小脑甚至脑干萎缩，可通过检测异常扩增的三核苷酸重复序列做基因诊断。本例患者青春期隐匿起病，逐渐加重，有锥体束、小脑、大脑皮层受累的临床表现，但无明显异常的家族史。确诊依赖于基因检测，需进行基因学检查。

（3）基因型 – 表型匹配诊断如下。

临床角度：据报道，*TUBB4A* 基因突变可导致两种不同的神经退行性疾病，H–ABC 的特征是在婴儿期或儿童早期出现运动发育迟缓和步态不稳，随后出现锥体外系运动障碍等；本患者发病年龄较晚，症状表现较温和（表 7.1）。

遗传学角度：根据 ACMG 指南，该突变被预测为致病性突变。

功能学角度：在一个嵌合体小鼠模型中，小鼠具有髓鞘形成缺陷，成熟的少突胶质细胞及其祖细胞急剧减少。小鼠小脑颗粒神经元和纹状体神经元明显丢失。体外研究表明，小鼠的神经元存活率降低，微管动力学功能障碍。在转基因小鼠中进行的功能研究已开始帮助人们更好地理解 *TUBB4A* 在神经发育过程中的作用。

表 7.1 基因 – 表型匹配度分析

在线人类孟德尔遗传数据库（OMIM）	患者症状	匹配度（9/34）
遗传方式		
—常染色体显性遗传	常染色体显性遗传	☑
生长发育		
身高		
—身材矮小		
头部和颈部		
头		
—小头畸形		
耳		
—听力丧失（不常见）		
眼		
—视神经萎缩		
—视力减退		
—眼球震颤（不常见）		

续表

在线人类孟德尔遗传数据库（OMIM）	患者症状	匹配度（9/34）
神经		
中枢神经系统		
—运动发育迟缓		
—弥漫性脑白质髓鞘减退		
—脑白质营养不良	脑白质营养不良	☑
—躯干肌张力减退		
—痉挛		
—舞蹈手足徐动症		
—共济失调		
—震颤		
—肌张力障碍		
—强直		
—步态障碍	剪刀步态	☑
—丧失独立行走能力		
—言语发育不良		
—构音障碍		
—癫痫发作		
—学习困难	学习困难	☑
—中度至重度智力低下（部分患者）	智力障碍	☑
—小脑萎缩	小脑轻度萎缩	☑
—基底神经节萎缩		
—壳核缺失或萎缩		
—尾状核小		
杂项		
—大多数病例由新发突变引起	新发突变	☑
—初始发展可能看起来正常		

续表

在线人类孟德尔遗传数据库（OMIM）	患者症状	匹配度（9/34）
—发病于婴儿期到3岁		
—严重程度各不相同		
—进行性障碍	缓慢进展	☑
分子基础		
—由微管蛋白β-4A基因突变引起（*TUBB4A*，602662.0002）	*TUBB4A* 杂合变异：NM_006087.4:c.286G>A（p.Gly96Arg）	☑

综上所述，本例患者诊断为 *TUBB4A* 基因新发突变致 HLD6。

6. 治疗

本病尚无法治愈，只能对症治疗，改善症状。①痉挛可导致关节挛缩和脊柱侧凸，两者都需要物理治疗（伸展和定位）和药物治疗，可以口服 r–氨基丁酸激动剂，如巴氯芬和地西泮；②肌张力障碍可以给予巴氯芬或肌内注射肉毒杆菌毒素；③其他对症治疗。

【专家点评】

1. *TUBB4A* 基因突变不同表型

TUBB4A 基因突变导致的疾病被鉴定为两种不同的神经退行性疾病：DYT4 和 H–ABC。DYT4 是常染色体显性遗传，发病年龄在 20～30 岁，以节段性或全身性肌张力障碍为特征，伴有明显的痉挛性发音困难，头颅 MRI 显示大脑结构正常，具有高外显性。H–ABC 的表型包括婴儿期到儿童期起病，以及不同严重程度的锥体外系、锥体系和小脑体征的组合。所有患者的头颅 MRI 表现有弥漫性大脑半球髓鞘减退、髓鞘丢失及基底节和小脑萎缩。

2. 本例患者临床特征

本例患者 10 岁起病，表现为智力减退，轻度和缓慢进行性下肢痉挛性截瘫，目前仍能行走。头颅 MRI 显示脑白质异常信号，胼胝体变薄，小脑轻度萎缩。2017 年报道的 1 例日本患者与本例患者的突变位点相同、表型类似，这位日本患者 19 岁发病，表现为轻度的肌张力障碍，步态异常，无发声困难和构音障碍，智力轻度下降，但发病年龄较大，是目前 H–ABC 报道中所见最晚发病的患者。而且这位日本患者表型相对温和，头颅 MRI 可见白质病变，但基底节和小脑没有萎缩，被归类为一种中间型 *TUBB4A* 突变所致的疾病。

3. *TUBB4A* 基因的结构及功能

TUBB4A 是微管蛋白家族的一个脑特异性成员，占所有 β- 微管蛋白的 46%。β 微管蛋白与 α 微管蛋白形成异二聚体，这些二聚体具有动态解聚和再聚合的能力，然后形成共聚物，最后组装成微管。微管是细胞骨架的重要组成部分，"动态不稳定性"使微管能够执行各种机械任务，包括维持细胞形态、参与轴突形成、有丝分裂和细胞内运输。Hersheson 等描述了 134 名正常人的 10 个脑区中 *TUBB4A* 的表达，表达最高的是小脑，其次是壳核和白质，而在其他身体组织中的表达非常低。*TUBB4A* 在人脑中的表达可能解释了 *TUBB4A* 基因相关疾病中白质、基底节和小脑的易损性。

4. 临床价值

本例患者的临床、影像表型扩大了 *TUBB4A* 基因相关临床综合征的表型变异谱。临床上利用最先进的基因检测技术，已可以从基因水平对相关疾病进行基因检测，加强辅助临床随诊，让医师对本病的诊治更精准。

【参考文献】

[1] SIMONS C，WOLF N I，MCNEIL N，et al. A de novo mutation in the β–tubulin gene TUBB4A results in the leukoencephalopathy hypomyelination with atrophy of the basal ganglia and cerebellum[J]. The American journal of human genetics，2013，92（5）：767–773.

[2] HERSHESON J，MENCACCI N E，DAVISM，et al. Mutations in the autoregulatory domain of β–tubulin 4a cause hereditary dystonia[J]. Annals of neurology，2013，73（4）：546–553.

[3] LOHMANN K，WILCOX R A，WINKLER S，et al. Whispering dysphonia（DYT4 dystonia）is caused by a mutation in the TUBB4 gene[J]. Annals of neurology，2013，73（4）：537–545.

[4] SASE S，ALMAD A A，BOECKER C A，et al. TUBB4A mutations result in both glial and neuronal degeneration in an H–ABC leukodystrophy mouse model[J]. Elife，2020，9：e52986.

[5] VAN DER KNAAP M S，NAIDU S，POUWELS P J，et al. New syndrome characterized by hypomyelination with atrophy of the basal ganglia and cerebellum[J].

American journal of neuroradiology，2002，23（9）：1466-1474.

[6] VAN DER KNAAP M S，LINNANKIVI T，PAETAU A，et al. Hypomyelination with atrophy of the basal ganglia and cerebellum：follow-up and pathology[J]. Neurology，2007，69（2）：166-171.

[7] LU Y，ONDO Y，SHIMOJIMA K，et al. A novel TUBB4A mutation G96R identified in a patient with hypomyelinating leukodystrophy onset beyond adolescence[J]. Human genome variation，2017，4（1）：1-3.

[8] CUSHION T D，DOBYNS W B，MULLINS J G，et al. Overlapping cortical malformations and mutations in TUBB2B and TUBA1A[J]. Brain，2013，136（2）：536-548.

RERE 基因突变致神经发育异常伴或不伴脑、眼、心的发育障碍

【概述】

神经发育异常伴或不伴脑、眼、心的发育障碍（neurodevelopmental disorder with or without anomalies of the brain，eye，or heart，NEDBEH）（OMIM：616975），最早于 2016 年被报道。本病以常染色体显性遗传多见，主要临床特征是神经发育障碍，伴或不伴脑、眼、心脏、肾脏和泌尿生殖道的结构异常，以及轻度的感音神经性听力丧失。常见表现还包括肌张力下降和喂养困难，轻度到重度的发育迟缓和智力障碍，各种眼部结构异常（眼球异常、视神经异常等）、视力问题（近视、屈光不正、散光、斜视），以及先天性心脏缺损（最常见的是间隔缺损，尤其是室间隔缺损）。目前，RERE 基因突变引起的 NEDBEH 在全球仅有 19 例病例报道，本例患者为一个与之前报道有相同突变类型的确诊患者，其听力损害严重，不同于大多数轻度损害的患者，这进一步扩大了临床疾病谱。

【病历摘要】

患者，女，11 岁，因"自幼语言发育落后，抽搐 5 年，听力下降 4 年"就诊。自幼语言发育落后，而后出现抽搐，加药后缓解；随后又出现听力进行性下降。既往诊断"扩张型心肌病"。否认家族遗传病史。查体：认知障碍、足弓稍高、构音障碍、四肢腱反射偏低。辅助检查中头颅 MRI 示右侧半球体积较对侧小、右侧颞顶岛叶脑裂加深、脑回增厚、巨脑回畸形。

【临床资料】

1. 病史

（1）现病史：患者，女，11 岁，自幼语言发育落后，左手发育落后，无工作能力，

力气尚可。2014 年（6 岁）开始无明显诱因出现抽搐，表现为跌倒后双眼上翻，口唇发绀，持续 2 ～ 3 分钟缓解，无二便失禁，无点头、咂嘴、肢体抽动等，当地医院给予输液治疗（具体药名不详），1 天后好转。此后反复发作 5 次左右，于我院住院治疗，诊断"症状性癫痫，右侧大脑半球发育异常"，加用左乙拉西坦，至今有 3 年未再发作。2015 年（7 岁）开始出现听力下降，于外院完善相关检查，诊断"感音性听力丧失"并安装助听器治疗。目前左耳失聪，右耳听力下降，近 1 个月右耳听力进一步下降。

（2）既往史：10 年前诊断"扩张型心肌病"，在上海治疗，口服"开博通（卡托普利片）""金络（卡维地洛片）"治疗，1 个月前症状好转，停药物治疗。

（3）出生史：出生情况无特殊。

（4）家族史：父母否认近亲结婚，家族中无类似病史。

2. 体格检查

神志清楚，精神状态可，反应迟钝，注意力欠集中，理解力稍差。有视力障碍，可见眼球震颤及远视。左手可听从指令指鼻，构音障碍，鼻梁塌陷，足弓稍高。行走时左上肢摆动较少，左手较右手欠饱满，四肢肌力可，四肢腱反射偏低。双侧 Babinski 征（－）。

3. 辅助检查

（1）头颅 MRI（2017 年 9 月 21 日）：右侧大脑半球体积较对侧小、右侧颞顶岛叶脑裂加深、脑回增厚、巨脑回畸形；双侧额叶皮层下、双侧半卵圆中心点状异常信号，髓鞘形成不良待查（图 8.1）。

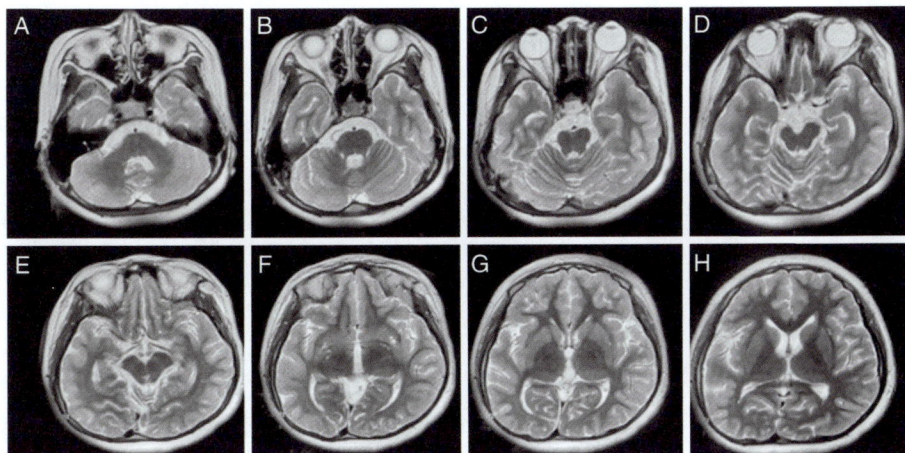

图 8.1　头颅 MRI（T$_2$）

（2）心脏超声（2018 年 4 月 11 日，外院）：扩张型心肌病；左心室稍增大，二尖瓣轻度反流，左心室收缩功能在正常范围。

4. 基因检测分析

单样本全外显子测序分析结果提示，在 *RERE* 基因上发现一个已报道的可能致病性突变，20 号外显子（共 24 个）导致的错义突变［NM_012102.3：c.3466G ＞ A（p.Gly1156Arg）］。

变异位点分析：①基因 – 疾病关系证据（*RERE*），未知；② ACMG 评级，LP，PM1+PS4_Supporting+PS2_Supporting+PS3_Supporting+PP3+PP4+BS4_Supporting（已报道）；③ Sanger 测序验证证实 *RERE* 基因存在 1 个致病性突变（图 8.2），但家系分析提示来源于母亲，母亲表型正常。

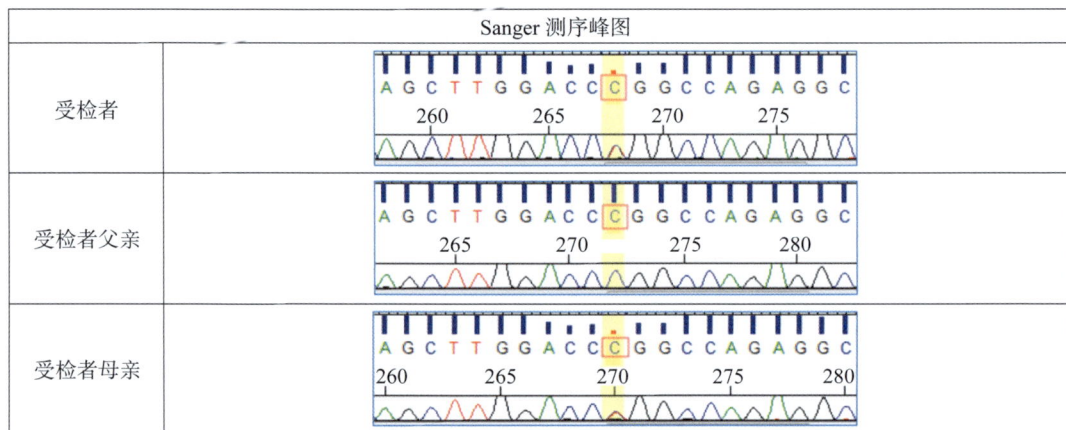

Sanger 测序峰图	
受检者	
受检者父亲	
受检者母亲	

图 8.2　Sanger 一代验证峰图

5. 诊断

（1）定位诊断：智能下降、癫痫发作定位于广泛高级皮层；双侧感音性耳聋定位于双侧听神经、耳蜗或颞叶横回听觉中枢。

（2）定性诊断：患者为 11 岁女性，自幼起病，主要表现为高级皮层功能障碍（认知下降、智能发育迟滞、癫痫发作）、听力下降和心脏疾病，多系统受累明显，考虑遗传因素所致的多系统受累可能性大。本例患者无明确的家族史，父母否认近亲结婚。病因考虑：①线粒体疾病，有幼年起病、多系统受累、运动耐力差、体格瘦小等特点，本例患者需考虑线粒体疾病；但其症状持续无波动性，运动乳酸实验阴性，不支持线粒体疾病，需完善基因检测进一步明确。②其他较少见的智能发育、听力下降、心脏病和癫痫发作的先天性遗传病，这是一大类疾病，由于较为少见和遗传异质性较高，临床上较难确定具体疾病，主要依靠基因检测结果。

（3）基因 – 表型匹配诊断如下。

临床角度：根据目前研究报道，*RERE* 基因突变可导致发育迟缓、智力障碍、癫痫发作、视力异常、听力下降、先天性心脏缺陷、心肌病和肾脏异常等表型。此与本例患者的核心表型高度匹配（表 8.1），而且与 2016 年 Fregeau 等报道的突变完全相同。

遗传学角度：本例患者基因变异位点为已知致病位点，根据 ACMG 指南，该突变被预测为可疑致病性突变，遗传自母亲（母亲表型正常）。考虑如下几种可能：表型变异度高；不完全外显；嵌合，先证者测序深度（86/110），因单样本全外显子测序，无法获取母亲该位点测序情况；存在非典型遗传模式或修饰基因。

功能学角度：*RERE* 基因编码广泛表达的核受体调节剂，与核受体和其他转录因子形成复合体，可抑制或促进 *FGF8* 和 *RARB* 等基因的表达。*RERE* 在发育过程中的重要性首先在动物模型中得到证明，其在胚胎发育过程中调节多个组织中的维 A 酸信号。斑马鱼和小鼠模型研究显示，在包括眼、脑、内耳、心脏和肾脏的多个器官的发育和功能中 *RERE* 起着至关重要的作用，该基因突变会导致出生后生长缺陷、眼睛异常、脑发育不全、海马神经元数量减少、听力下降、心血管畸形、成年后心脏纤维化的自发发展和肾发育不全等表现。

表 8.1　基因 – 表型匹配度分析

在线人类孟德尔遗传数据库（OMIM）	患者症状	匹配度（10/40）
遗传方式		
—常染色体显性遗传		需深入探讨
生长发育		
身高		
—身材矮小		
其他		
—宫内发育迟缓		
—产后生长不良	自幼发育迟缓、智力障碍	☑
头部和颈部		
面部		
—额头凸起		
—小颌畸形		

续表

在线人类孟德尔遗传数据库（OMIM）	患者症状	匹配度（10/40）
耳		
—低位耳	新增表型：听力异常	☑
—耳后旋转		
眼		
—小眼症		
—神经萎缩	视力障碍，眼球震颤、远视	☑
—眼缺陷		
—彼得异常		
—虹膜异常		
—眼睑包皮症		
—斜视		
—下斜睑裂		
—内眦赘皮		
—宽眉毛		
鼻子		
—鼻孔前倾	鼻梁塌陷	☑
心血管		
心		
—先天性心脏缺陷（40%的患者）	扩张型心肌病	☑
—室间隔缺陷	心脏瓣膜异常	☑
腹部		
胃肠道		
—喂养不良		
—胃食管反流		
泌尿生殖系统		
外生殖器（男性）		

续表

在线人类孟德尔遗传数据库（OMIM）	患者症状	匹配度（10/40）
—尿道下裂		
内生殖器（男性）		
—隐睾症		
肾脏		
—囊性肾		
膀胱		
—膀胱输尿管反流		
肌肉、软组织		
—肌张力减退		
神经		
中枢神经系统		
—整体发育迟缓	全面发育迟缓、抽搐	☑
—构音障碍	构音障碍	☑
—小脑蚓部发育不全		
—胼胝体薄		
—脑室扩大		
—白质体积减小	脑裂加深、巨脑回畸形	☑
行为精神病学表现		
—行为异常		
—孤独症谱系障碍		
杂项		
—婴儿期发病		
—不到50%的患者出现高度可变的神经外表现		
—新发变异		
分子基础		
—由精氨酸-谷氨酸二肽重复基因突变引起（*RERE*，605226.0001）	*RERE* 杂合变异：NM_012102.3:c.3466G>A（p.Gly1156Arg）	☑

综上所述，本例患者诊断为 NEDBEH。

【专家点评】

1. *RERE* 基因突变引起的神经发育异常伴或不伴脑、眼、心的神经发育障碍

RERE 突变导致发育障碍的病例，最早于 2016 年报道（图 8.3）。*RERE* 相关疾病呈常染色体显性遗传，主要临床特征是神经发育障碍，伴或不伴眼、心脏、肾脏和泌尿生殖道的结构异常，以及轻度的感音神经性听力丧失。肌张力下降和喂养困难是常见表现。发育迟缓和智力障碍从轻度到重度不等，行为问题可能包括注意力缺陷 / 多动症、自残行为和孤独症谱系障碍。可出现各种眼部结构异常（眼球异常、视神经异常等）和视力问题（近视、屈光不正、散光、斜视）。心脏结构异常，最常见的是间隔缺损，尤其是室间隔缺损。泌尿生殖系统异常包括膀胱输尿管反流，男性还可表现为隐睾症和尿道下裂。感音神经性听力损失可以是单侧或双侧。头颅 MRI 检查的典型改变为白质减少、胼胝体变薄、小脑蚓部异常及脑室肥大。

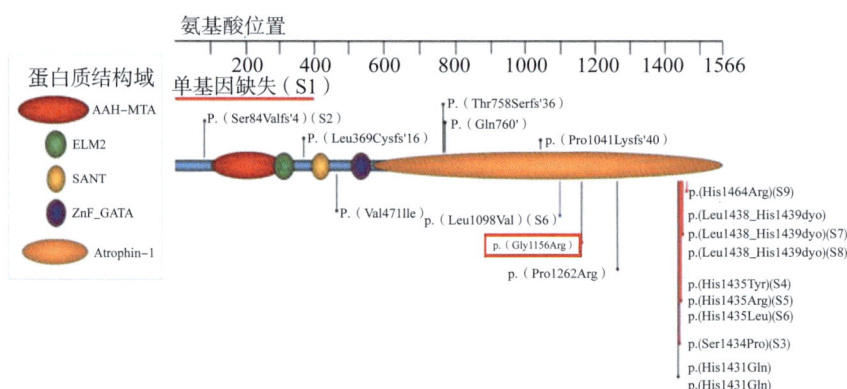

图 8.3 神经发育异常伴或不伴心、眼、脑的神经发育障碍患者中报道的 *RERE* 变异

［资料来源：FREGEAU B，KIM B J，HERNANDEZ–GARCÍA A，et al. De novo mutations of RERE cause a genetic syndrome with features that overlap those associated with proximal 1p36 deletions[J]. The American journal of human genetics，2016，98（5）：963–970.］

2. 本例患者临床特征

本例患者为 11 岁女性，自出生以来，发育迟缓、言语障碍明显。1 岁左右发现扩张型心肌病，儿童期开始出现癫痫发作、进行性听力下降及视力改变。心脏超声提示心

脏瓣膜异常、左心室扩大（室间隔缺损最常造成的心脏改变为左心室扩大，有理由推测本例患者可能是室间隔缺损，并在病程中自行闭合，但不能排除其他心血管畸形导致扩张型心肌病的可能性），头颅 MRI 检查可见皮质萎缩及小脑萎缩。基因检测发现 1 号染色体上 *RERE* 基因 20 号外显子存在 1 个已报道突变。虽遗传自表型正常的母亲，但不排除特殊遗传模式或遗传不完全外显的情况存在。

3. *RERE* 基因的结构及功能

RERE 位于染色体 1p36 上的关键区域，是编码精氨酸 – 谷氨酸二肽重复序列蛋白质的 atrophin 家族的成员。由于与 ATN1（Atrophin–1）的 C 端的氨基酸序列具有高度同源性，因此以前称为 ATN2（Atrophin–2），但 *RERE* 在其 N 端区域具有独特的 BAH、EML2、SANT 和 GATA 结构域。*RERE* 编码的蛋白质与细胞核中的转录因子共定位，其过表达而触发凋亡，被认为在胚胎发育过程中作为转录共阻遏物起作用。*RERE* 也可在胚胎发育过程中正向调节多个组织中的维 A 酸信号，故其在胚胎发育中起关键作用。

4. 临床价值

目前，*RERE* 基因突变引起的 NEDBEH 全球仅有 19 例病例报道，本例患者为一个与上述报道有相同突变的确诊患者，而且听力损害严重，不同于大多数轻度损害的患者，进一步扩大了临床疾病谱。

【参考文献】

[1] FREGEAU B，KIM B J，HERNANDEZ–GARCÍA A，et al. De novo mutations of RERE cause a genetic syndrome with features that overlap those associated with proximal 1p36 deletions[J]. The American journal of human genetics，2016，98（5）：963–970.

[2] PLASTER N，SONNTAG C，SCHILLING T F，et al. REREa/Atrophin - 2 interacts with histone deacetylase and Fgf8 signaling to regulate multiple processes of zebrafish development[J]. Developmental dynamics：an official publication of the American Association of Anatomists，2007，236（7）：1891–1904.

[3] KIM B J，ZAVERI H P，SHCHELOCHKOV O A，et al. An allelic series of mice reveals a role for RERE in the development of multiple organs affected in chromosome 1p36 deletions[J]. PLoS One，2013，8（2）：e57460.

[4] SHEN Y，LEE G，CHOE Y，et al. Functional architecture of atrophins[J]. Journal

of biological chemistry，2007，282（7）：5037–5044.

[5] JORDAN V K，FREGEAU B，GE X，et al. Genotype‒phenotype correlations in individuals with pathogenic RERE variants[J]. Human mutation，2018，39（5）：666–675.

RHOBTB2 基因新发突变致发育性和癫痫性脑病 64 型

【概述】

发育性和癫痫性脑病（developmental and epileptic encephalopathies，DEEs）（OMIM：618004）是一组年龄相关的神经疾病，具有很大的临床异质性和基因异质性，其特征是在婴儿期或幼儿期起病的难治性癫痫。根据致病基因的不同，发育性和癫痫性脑病分为 96 个亚型，发育性和癫痫性脑病 64 型由 *RHOBTB2* 基因突变引起。Straub 等在 2018 年首次报道了发育性和癫痫性脑病 64 型，他们收集了 10 例年龄在 2 岁至 17 岁无关联的患者。这 10 例患者均患有早发性癫痫（9 例生后几个月出现；1 例 3 岁时出现）、中至重度智力障碍、语言能力差或丧失，其他特征包括肌张力降低异常运动（如肌张力障碍、肢体肌力高或阵发性舞蹈病样运动）、非特异性脑成像异常（包括髓鞘发育延迟、胼胝体薄、脑室扩大、皮质萎缩和小脑发育不全）、轻微的非特异性畸形特征（如内眦皱襞、小颌、鼻根或鼻梁凹陷、人中光滑、耳朵大、上唇薄）。目前，国内尚无 *RHOBTB2* 基因导致发育性和癫痫性脑病 64 型的病例报道。笔者及所在团队报道 1 例以早发性癫痫、语言和运动发育迟缓、肢体运动障碍伴姿势异常为主要表现，因 *RHOBTB2* 基因新发杂合突变导致的发育性和癫痫性脑病 64 型患者。

【病历摘要】

患者，男，14 岁，因"发作性抽搐 13 年 6 个月"就诊。主要表现为早发性癫痫（生后 4 个月即出现）、语言及运动发育迟缓、肢体运动障碍伴姿势异常。出生史无特殊，新生儿期因"黄疸"行蓝光治疗。患者的同父异母姐姐及外祖母有癫痫病史。查体言语不清，计算力差，无特殊面容，手指细长，脊柱侧弯。四肢肌张力减低。视频脑电图示异常儿童脑电图。

【临床资料】

1. 病史

（1）现病史：患者，男，14 岁，因"发作性抽搐 13 年 6 个月"就诊。患者生后 4 个月起病，出现意识不清，头后仰，口角有泡沫，握拳，就诊于当地医院，考虑为低钙导致的惊厥。7 个月时腹泻后出现惊厥发作，具体表现不详。1 岁半时，发热（38 ℃）后出现惊厥发作，意识不清，具体表现不详。4 岁时，因"走路、跑步不灵活 3 年余"就诊，出院诊断为"小儿脑瘫（迟缓型）、认知轻度障碍、言语运动障碍、日常生活活动自主障碍、髋臼发育不良"，进行 3 个月康复训练后，效果尚可。6 岁半正常入学。7 岁时，患者突发四肢无力、行走困难，20 分钟后出现意识丧失，急诊入院 2 小时后意识自行恢复，出院诊断为"低钾血症"。12 岁时，突发双下肢运动障碍，约半小时后恢复正常，入院检查均无异常，出院时未明确诊断。13 岁半时，反复出现左侧肢体发作性运动障碍伴姿势异常，表现为行走过程中手臂突然不能控制，向侧后方伸直，手腕屈曲，手指屈曲，左腿外旋，可行走，意识清楚，持续约 10 分钟可自行缓解，发作间期正常。发作次数逐渐增加、持续时间逐渐延长，且发作时症状逐渐加重，发作间期症状不能完全恢复。先后 4 次住院治疗，未明确诊断，最后一次出院后给予奥卡西平，服用 20 天后效果欠佳，改用多巴丝肼片，仍有发作，后改用左乙拉西坦治疗。

（2）出生史及生长发育史：患者为第 1 胎，第 1 产，出生体重 3600 g，足月，顺产，否认窒息抢救史。母亲妊娠期体健。新生儿期因"黄疸"行蓝光治疗。2 个月会笑，3 个月开始抬头，6 个月会坐，11 个月会扶站。1 岁 6 个月会走路，能踏步，只会说简单字句（爸爸、妈妈、爷爷）。1 岁 10 个月时患者说话不清楚，不能说连续句子，走路步基宽，不会跳，行为落后于同龄儿。目前初中二年级，成绩中等，生活能自理，运动能力弱。

（3）家族史：父母体健，否认近亲结婚。患者同父异母的姐姐、外祖母患有癫痫（图 9.1A）。

2. 体格检查

神志清楚，言语不清，计算力差，无特殊面容，手指细长，脊柱侧弯。四肢肌力正常，肌张力减低，双膝腱反射（+），双侧 Babinski 征（－）。胸腹部检查未见异常。

3. 辅助检查

（1）头颅 MRI 检查：大脑皮层萎缩；小脑发育不全（图 9.1B）。

（2）8 小时视频脑电图（2020 年 10 月 15 日）：异常儿童脑电图；睡眠期双颞极、额区棘慢波、多棘慢波发放，右颞极区显著。

（3）心脏超声（2020 年 11 月 2 日）：三尖瓣轻微反流；余心脏形态、结构、功能及血流动力学未见异常。

（4）动态心电图（2020 年 11 月 4 日）：窦性心律；频发房性期前收缩，有时成对、连发，呈二、三、四联律；ST–T 改变；心率变异正常。

（5）肌电图（2020 年 12 月 21 日）：肌源性损害。

（6）染色体核型分析（2020 年 11 月 17 日）：未见异常。

4. 基因检测分析

全基因组拷贝数变异（copy number variation，CNV）检测（2020 年 11 月 24 日）：未发现临床明确致病的 CNV 变异。Trio 全外显子测序分析结果提示，*RHOBTB2* 基因第 5 号外显子（共 12 个外显子）存在一处新发错义突变［NM_001160036.1：c.346C ＞ T（p.Arg116Cys）］，新发变异（*De novo*）。

（1）基因 – 疾病关系证据（*RHOBTB2*）：未知。

（2）ACMG 评级：LP，PS2+PM1+PM2_Supporting+PP3（未报道）（图 9.2）。

（3）Sanger 测序验证证实患者携带该突变，父母为野生型（图 9.1C）。

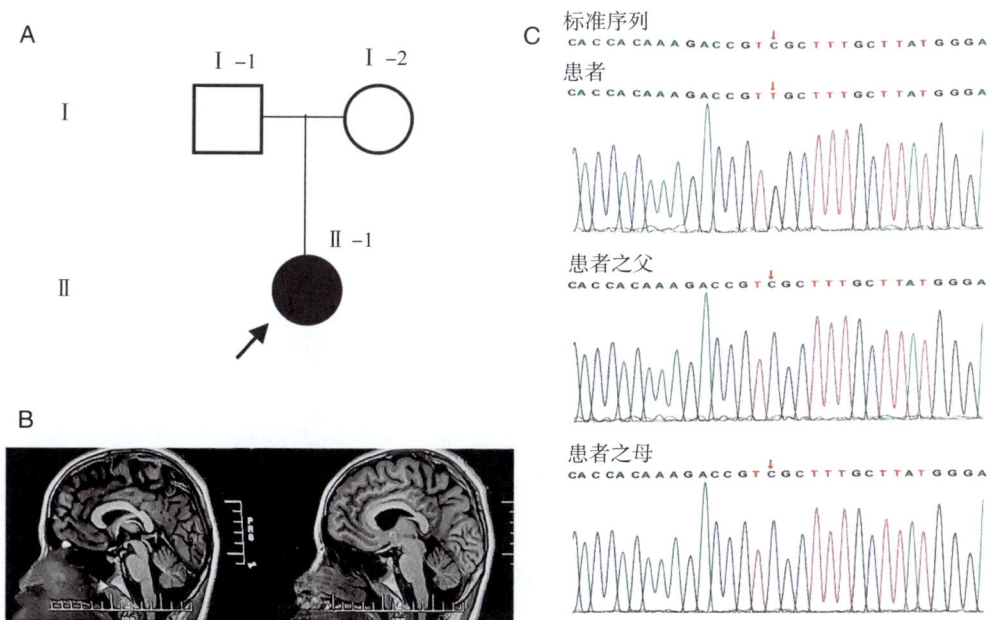

A. 家系图；B. 患者头颅 MRI 检查（T$_1$）；C. Sanger 验证结果。

图 9.1 患者临床资料汇总

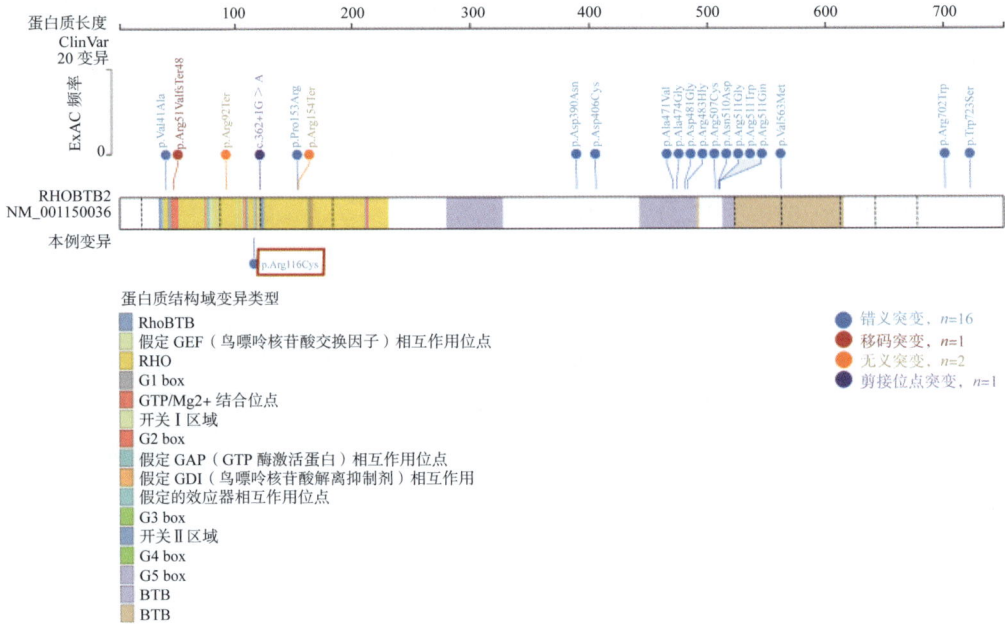

红框为本患者变异位点。

图 9.2 ClinVar 报道 *RHOBTB2* 基因致病性突变位点分布

5. 诊断

（1）定位诊断：反复抽搐发作和智力运动发育落后，定位于双侧大脑皮层。

（2）定性诊断：患者早发性难治性癫痫（婴儿期起病），中至重度智力障碍、肌张力降低和异常运动、非特异性影像学异常、轻微的非特异性畸形特征。结合患者有家族史，考虑遗传性疾病可能性大。

（3）基因型 – 表型匹配诊断如下。

临床角度：*RHOBTB2* 基因突变引起的发育性和癫痫性脑病 64 型典型的临床特征表现为早发性癫痫发作，伴随智力低下、运动发育迟缓和语言能力差，其他表现还包括肌张力降低，异常运动和非特异性畸形特征。本例患者的临床表现符合该病表型（表 9.1）。

遗传学角度：根据 ACMG 指南，该突变被预测为可能致病性突变。

功能学角度：已有研究表明，在果蝇中，同源 *RHOBTB* 的过表达与癫痫易感性和严重的运动缺陷相关。

表 9.1　基因 – 表型匹配度分析

在线人类孟德尔遗传数据库（OMIM）	患者症状	匹配度 (11/37)
遗传方式		
—常染色体显性遗传	常染色体显性遗传	☑
生长发育		
其他		
—产后生长不良	运动发育迟缓	☑
头部和颈部		
头部		
—小头畸形（某些患者）		
面部		
—畸形的面部特征，可变的，非特异性的		
—小颌畸形		
—人中光滑		
耳朵		
—大耳朵		
眼		
—内眦赘皮		
鼻子		
—鼻梁凹陷		
嘴		
—薄上唇		
肌肉、软组织		
—肌张力减退	四肢肌张力减低	☑
神经		
中枢神经系统		
—精神运动发育迟缓		
—智力障碍，中度至重度		
—言语不佳或失语	语言发育迟缓，言语不清	☑

续表

在线人类孟德尔遗传数据库（OMIM）	患者症状	匹配度 (11/37)
—无法行走		
—在支撑下行走		
—癫痫发作，可变	癫痫	☑
—癫痫持续状态		
—发育倒退		
—动作异常		
—肌张力障碍	肌张力障碍	☑
—肢体张力亢进		
—阵发性舞蹈病样运动		
—偏瘫		
—脑成像的非特异性异常（某些患者）		
—髓鞘形成延迟		
—胼胝体薄		
—心室扩大		
—皮质萎缩	大脑皮层萎缩	☑
—小脑发育不全	小脑发育不全	☑
行为精神病学表现		
—刻板动作		
—行为异常		
杂项		
—出生后第一年发病	生后 4 个月起病	☑
—不同的严重程度		
—癫痫发作往往对药物治疗有反应		
—新发变异	新发变异	☑
分子基础		
—由含有 Rho 相关 BTB 结构域的蛋白 2 基因突变引起（*RHOBTB2*，607352.0001）	*RHOBTB2* 杂合变异：NM_001160036.1:c.346C>T（p.Arg116Cys）	☑

综上所述，本例患者诊断为 *RHOBTB2* 基因新发突变致发育性和癫痫性脑病 64 型。

6. 治疗

本病无有效治疗方案，对症治疗以抗癫痫及智能康复为主。

【专家点评】

1. 发育性和癫痫性脑病 64 型简介

发育性和癫痫性脑病 64 型（developmental and epileptic encephalopathy-64，DEE 64）是一种神经发育障碍性疾病，典型的临床特征为患者在 1 岁时出现癫痫发作，伴随智力低下、运动发育迟缓和语言能力差，其他表现还包括肌张力低、异常运动和非特异性畸形特征。目前对 DEE 64 的报道仅有 13 例，而且临床医师对该疾病的认识不足，容易出现漏诊。

2. 本例患者临床特征

本病的诊断主要依靠临床表现和基因检测，二代基因测序可以极大地提高本病的诊断率。本例患者出生后 4 个月起病，语言和运动发育落后，有非特异性畸形（手指细长脊柱侧弯），反复阵发性肌张力障碍并逐渐加重，有家族史。多次就诊未能明确诊断，最终通过 Trio 全外显子测序检查发现患者 *RHOBTB2* 基因杂合突变［NM_001160036.1：c.346C＞T（p.Arg116Cys）］，父母均为野生型，其为新发突变，从而明确诊断。

3. *RHOBTB2* 基因结构与功能

RHOBTB2 基因编码 Rho GTP 酶，它与 cullin-3- 依赖的泛素连接酶复合物相互作用，通过蛋白酶体促进蛋白质底物的降解，并在细胞周期调控、凋亡、细胞骨架和膜运输途径中发挥作用，在大脑中，特别是大脑皮层和纹状体中，有高表达水平。在 Straub 等的研究中发现，所有的突变都影响了第一个或第二个 BTB 结构域，这些位置对于稳定结构域内的相互作用或二聚体的形成非常重要。该研究还在果蝇模型中发现，同源 *RHOBTB* 的过表达与癫痫易感性和严重的运动缺陷相关。

4. 临床价值

对于大多数癫痫患者，尤其是不明原因的难治性癫痫患者，遗传检查可以提高诊断率，明确病因，从而找到针对性的治疗方法。即使这些疾病的预后通常较差，但明确诊断也很重要，可以帮助患者避免不必要的临床检查。另外，基因诊断可以为患者未来的生育和其他家庭成员提供风险评估和遗传咨询。除了对患者个人，疾病基因的鉴定还可以为科学研究和基因特异性药物试验建立队列。因此可以利用基因诊断的优势提高该类疾病的诊断率。

【 参考文献 】

[1] AUVIN S，CILIO M R，VEZZANI A，et al. Current understanding and neurobiology of epileptic encephalopathies[J]. Neurobiology of disease，2016，92：72–89.

[2] STRAUB J，KONRAD E D H，GRÜNER J，et al. Missense variants in RHOBTB2 cause a developmental and epileptic encephalopathy in humans，and altered levels cause neurological defects in Drosophila[J]. The American journal of human genetics，2018，102（1）：44–57.

[3] BELAL H，NAKASHIMA M，MATSUMOTO H，et al. De novo variants in RHOBTB2，an atypical Rho GTPase gene，cause epileptic encephalopathy[J]. Human mutation，2018，39（8）：1070–1075.

[4] SARMIENTO I J K，MENCACCI N E. Genetic dystonias：update on classification and new genetic discoveries[J]. Current neurology and neuroscience reports，2021，21（3）：1–12.

CHD2 基因新发突变致癫痫伴肌阵挛 - 失张力发作

【概述】

癫痫伴肌阵挛 - 失张力发作（epilepsy with myoclonic-atonic seizures，EMAS），是一种罕见的儿童发作性癫痫综合征，占儿童期癫痫起病的 1% ～ 2%，多数患者为散发病例。本病最早由德国医生 Doose 于 1970 年首次报道，也称为 Doose 综合征。癫痫伴肌阵挛 - 失张力发作患者一般在 7 月龄～ 6 岁发病，以 2 ～ 4 岁为发病高峰年龄。起病早期多为全面强直阵挛性发作，以后基本都会出现肌阵挛 - 失张力发作，头颅影像学检查无异常改变。Carvill 等首次报道了 CHD2 基因突变导致癫痫伴肌阵挛 - 失张力发作的表型，目前全球报道不足 100 例。CHD2 基因变异导致的癫痫性脑病具有以下特点：癫痫起病前通常有大运动、智力或语言发育落后，多数患者有光敏感的特点。笔者及所在团队报道 1 例以癫痫伴肌阵挛 - 失张力发作、光敏感、发病后言语功能落后为主要表现，CHD2 基因突变导致的癫痫伴肌阵挛 - 失张力发作的患者。本病例拓宽了疾病遗传谱，并加深了临床医师对疾病的认识，提高了临床诊断率。

【病历摘要】

患者，女，3 岁，因"发作性抽搐 2 年"就诊。主要表现为 2 年前反复发作性抽搐，伴或不伴发热，1 年前出现双侧上肢触电样短暂抽动，继而跌倒或头部前倾发作，发作多由看电视或手机诱发（光敏感）。2 年前（首次发病前 1 周）出现腹泻、发热。出生史及生长发育史正常，发病后语言发育落后。家族史无特殊。主要阳性体征：少语，语言表达差，不能说完整的句子。余神经系统查体阴性。辅助体征：脑电图提示全部导联可见高至极高波幅棘慢波、多棘慢波，双侧中央、顶、枕、中颞、后颞为主导联可见低至高波幅尖慢波、棘慢波，呈长程发放。脑电图监测期间多次监测到肌阵挛发作、失张力发作、肌阵挛 - 失张力发作。

【临床资料】

1. 病史

（1）现病史：患者，女，3岁，于2年前（2019年6月）在夜间转醒时肢体抽搐发作，伴有意识丧失、双眼上翻、喉中发声，无明显口唇及颜面发绀，无口角流涎及白沫，持续1～2分钟缓解，发作后患者乏力并入睡，次日患者精神活动正常。患者于2019年10月、2020年1月、2020年8月再次出现上述形式的发作。除最后一次发作时伴发热外，其余发作均无明显发热，且多于清醒状态下发作，持续时间3～4分钟，发作后乏力并睡眠数小时，醒后精神活动恢复正常。此外，患者于2020年2月开始出现双侧上肢触电样短暂抽动，继而跌倒或头部前倾发作，期间可伴舌咬伤。发作大多在看电视或手机后出现，频率在每日数次至数日一次不等。发作结束后患者可迅速爬起，继续发作前的活动。自发病以来，患者发作间期神志清楚，精神反应好，大小便正常，言语发育落后。

（2）既往史：2019年6月首次发作前1周出现腹泻、发热。

（3）出生史及生长发育史：第2胎、第2产，足月顺产，出生时体重3500 g，无围生期不良事件。3个月会抬头，4个月会翻身，6个月会独坐，8个月会爬，11个月会独走，1岁会说话。发病后言语发育落后。

（4）家族史：父母否认近亲结婚，家族中无类似表现者。

2. 体格检查

神志清楚，少语，语言表达差，不能说完整的句子。双侧瞳孔等大等圆，对光反射灵敏，眼动充分。四肢肌力、肌张力未见明显异常。双侧病理征（–）。余神经系统查体阴性。

3. 辅助检查

（1）头颅MRI平扫：未见明确异常改变（图10.1）。

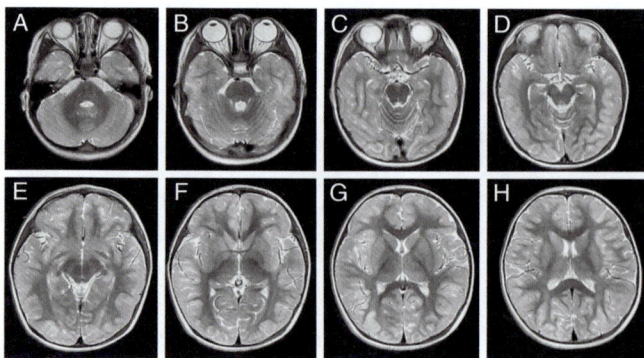

图 10.1 头颅 MRI 平扫（T$_2$）

（2）脑电图：全部导联可见高至极高波幅棘慢波、多棘慢波；双侧中央、顶、枕、中颞、后颞为主导联可见低至高波幅尖慢波、棘慢波，呈长程发放。脑电图监测期间多次监测到肌阵挛发作、失张力发作、肌阵挛 - 失张力发作。

4. 基因检测分析

家系全外显子测序分析结果提示，在 CHD2 基因上发现一个致病性变异，4 号外显子（共 39 个）c.340C > T 导致的终止密码子变异［NM_001271.3：c.340C > T（p.Arg114Ter）］，该位点已提交 ClinVar 数据库，但未提供表型（图 10.2）。

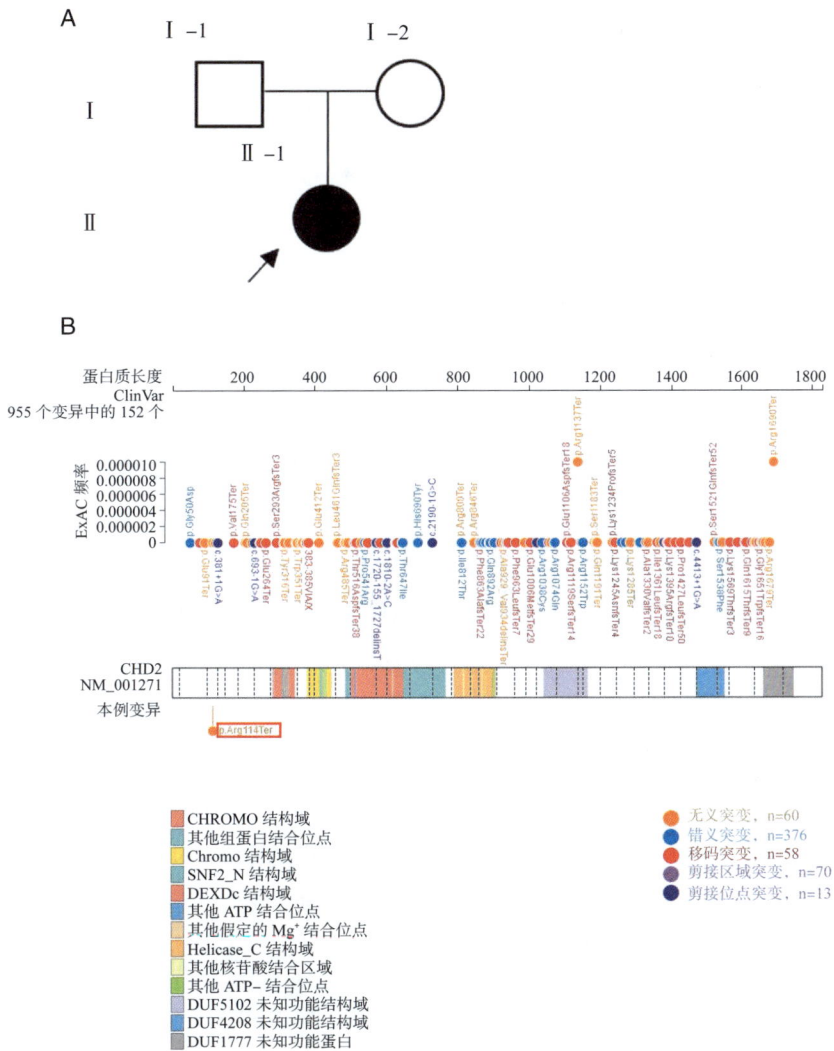

A. 家系图；B. ClinVar 报道 CHD2 致病性突变位点分布及本例报道的突变位点（红色方框内标记）。

图 10.2　基因检测结果及已报道位点汇总

变异位点分析：①基因 – 疾病关系证据（*CHD2*），肯定；② ACMG 评级，PAT，PVS1+PM2_Supporting+PP3（未报道）；③ Sanger 测序验证证实患者携带的突变，家系分析提示为新发突变。

5. 诊断

（1）定位诊断：言语发育落后，定位于前头部额颞叶皮层。发作性意识丧失，四肢抽搐及肌阵挛等发作，结合脑电图定位于双侧大脑皮层。

（2）定性诊断：女性幼儿，1 岁起病，癫痫发作形式多样，主要为全面强直阵挛发作、肌阵挛、失张力及肌阵挛 – 失张力发作，发作具有光敏感性；患者病后语言发育落后；脑电图提示全导联可见高至极高波幅棘慢波、多棘慢波；双侧中央、顶、枕、中颞、后颞为主导联可见低至高波幅尖慢波、棘慢波，呈长程发放。结合以上临床特点考虑为儿童期起病的一种癫痫综合征，即肌阵挛 – 失张力综合征（Doose 综合征）。要与其他癫痫综合征鉴别：① Dravet 综合征，临床特点为 1 岁以内起病，首次发作多表现为热性惊厥，1 岁以内主要表现为发热诱发的抽搐发作，逐渐出现多种形式的无热抽搐，如全面性强直阵挛发作、肌阵挛发作、不典型失神等，常具有热敏感性，逐渐出现智力运动发育落后或倒退，脑电图为广泛性棘慢波、多棘慢波或局灶性、多灶性痫样放电，需完善基因检测，约 70% 的患者可发现 *SCN1A* 基因突变；② Landau–Kleffner 综合征，本病少见，是儿童特有的癫痫综合征，起病多在 2 ～ 8 岁，临床主要表现为获得性失语、癫痫发作、脑电图异常，癫痫发作和脑电图改变呈年龄依赖性，常在 15 岁后缓解，半数以上患者持续有语言障碍，脑电图以慢波睡眠期连续出现的棘慢综合波为特征，多为双侧性，颞区占优势；③肌阵挛失神癫痫，起病年龄 1 ～ 12 岁，平均为 7 岁，临床特征为频繁肌阵挛 – 失神发作，部分患者还可出现全面强直 – 阵挛发作或失张力发作，发作期脑电图为广泛性 3 Hz 棘 – 慢综合波，药物治疗反应欠佳，患者脑电图不符合可排除。

（3）基因型 – 表型匹配诊断如下。

临床角度：与 *CHD2* 相关的神经发育障碍特点是早发的癫痫性脑病。发作类型通常可以多种发作形式呈现，包括全面强直阵挛发作、肌阵挛发作、肌阵挛 – 失张力发作、不典型失神、局灶性发作等。常见智力障碍和（或）孤独症谱系障碍。相当一部分患者具有光敏感的特点。此与本患者的核心表型高度匹配（表 10.1）。

遗传学角度：根据 ACMG 指南，该变异被预测为新发致病性变异。

功能学角度：在使用吗啉代敲减 *CHD2* 基因的斑马鱼模型出现多种发育异常，包括心包水肿、小头畸形、身体弯曲、无鳔和生长迟缓。突变的斑马鱼幼虫还表现出异常的运动模式，如与癫痫样放电有关的抽搐和颤抖。*CHD2* 完全敲除的小鼠模型表现出胚胎和围产期死亡。*CHD2+/–* 小鼠表现出明显的脊柱畸形、体重减轻、发育不全和生长迟缓。*CHD2+/–* 小鼠破坏了海马中的兴奋性和抑制性突触功能，并表现出皮质节律发生的变化。此外，*CHD2+/–* 小鼠在长期空间和识别记忆方面表现出严重缺陷。在斑马鱼和小鼠中进行的功能研究已开始帮助人们更好地理解 *CHD2* 在发育过程中体内的作用。

（4）综上所述，本例患者诊断为癫痫伴肌阵挛 – 失张力发作。

表 10.1　基因 – 表型匹配度分析

在线人类孟德尔遗传数据库（OMIM）	患者症状	匹配度 (10/19)
遗传方式		
—常染色体显性遗传	常染色体显性遗传	☑
头部和颈部		
眼		
—光敏性（某些患者）		
神经		
中枢神经系统		
—癫痫性脑病	癫痫性脑病	☑
—精神运动发育迟缓	精神运动发育迟缓	☑
—癫痫发作	癫痫发作	☑
—肌阵挛发作	肌阵挛发作	☑
—失张力发作		
—高热惊厥		
—失神发作	失神发作	☑
—强直阵挛性癫痫发作		
—癫痫持续状态		
—精神运动发作	精神运动发作	☑
—智力低下		
—脑电图异常	脑电图异常	☑
行为精神病学表现		
—孤独症谱系障碍（罕见）		

续表

在线人类孟德尔遗传数据库（OMIM）	患者症状	匹配度 (10/19)
杂项		
—1～3岁之间发病	发病年龄：1岁	☑
—患者可能有多种癫痫发作类型		
—所有报告的病例都是新发变异		
分子基础		
—由染色质结构域解旋酶 DNA 结合蛋白 2 基因突变引起（*CHD2*，602119.0001）	*CHD2* 杂合变异： NM_001271.3:c.340C>T （p.Arg114Ter）	☑

6. 治疗

给予患者标准化的抗癫痫治疗，对于发育迟缓和智力障碍的表现可进行早期干预和物理治疗。

【专家点评】

1. *CHD2* 不是全身性癫痫伴肌阵挛失张力发作的常见原因

目前已有 *SCN1B*、*SCN1A*、*SLC2A1*、*CHD2*、*SYNGAP1*、*KCNA2*、*STX1B*、*SLC6A1*、*TBC1D24*、*KIAA2022*、*SCN2A*、*GABRB3*、*KCNT1*、*STXBP1*、*MECP2* 和 *AP2M1* 等十余个基因的致病突变在癫痫伴肌阵挛 – 失张力发作患者中报道。*CHD2* 是导致全身性癫痫伴肌阵挛 – 失张力发作的罕见原因。*CHD2* 相关神经发育障碍呈常染色体显性遗传，通常由新发突变引起。对于 *CHD2* 基因突变相关的癫痫目前报道较少，故临床上对于该基因突变引起的全身性癫痫伴肌阵挛 – 失张力发作的认识明显不足，而二代基因测序能帮助识别这类癫痫。本例患者为 3 岁女童，发病前智力、运动发育正常，以全面强直阵挛发作起病，随后出现肌阵挛发作、失张力发作、肌阵挛 – 失张力发作等多种发作类型，发病后出现言语功能落后，同时癫痫发作具有光敏感的特点，曾进行多项检查未能明确诊断。此次二代基因检测发现 *CHD2* 基因 4 号外显子的一个新发突变（c.340C > T），最终明确诊断。

2. *CHD2* 在小鼠大脑中广泛表达和突变所致表型的异质性

CHD2 基因编码染色质解旋酶 DNA 结合蛋白 2，在调节染色质结构方面发挥重要

作用，并参与了细胞周期调控、增殖和细胞分化的过程。Kim 等发现 *CHD2* 在整个成年小鼠大脑中广泛表达，在嗅球、新皮质、海马和小脑中显著表达。*CHD2* 基因突变相关癫痫综合征具有表型异质性，包括癫痫伴肌阵挛 – 失张力发作、Dravet 综合征、Lennox-gastaut 综合征、Jeavons 综合征、少年肌阵挛癫痫和不能分类的癫痫性脑病。*CHD2* 基因突变还可以导致其他神经精神表型，包括孤独症谱系障碍、智力障碍、发育迟缓、小头畸形和面容异常等。动物实验研究中，在 *CHD2* 基因缺陷小鼠中发现 *CHD2* 单倍剂量不足会破坏前脑发育过程中的细胞增殖和神经发生，并导致与疾病相关的通路、神经发生和突触组织相关的基因广泛失调。

【参考文献】

[1] KELLEY S A，KOSSOFF E H. Doose syndrome（myoclonic‑astatic epilepsy）: 40 years of progress[J]. Developmental medicine & child neurology，2010，52（11）: 988–993.

[2] DOOSE H，GERKEN H，LEONHARDT R，et al. Centrencephalic Myoclonic‑Astatic Petit Mal1‑Clinical and genetic investigations[J]. Neuropädiatrie，1970，2（1）: 59–78.

[3] CARVILL G L，HEAVIN S B，YENDLE S C，et al. Targeted resequencing in epileptic encephalopathies identifies de novo mutations in CHD2 and SYNGAP1[J]. Nature genetics，2013，45（7）: 825–830.

[4] SULS A，JAEHN J A，KECSKÉS A，et al. De novo loss‑of‑function mutations in CHD2 cause a fever‑sensitive myoclonic epileptic encephalopathy sharing features with Dravet syndrome[J]. The American journal of human genetics，2013，93（5）: 967–975.

[5] KULKARNI S，NAGARAJAN P，WALL J，et al. Disruption of chromodomain helicase DNA binding protein 2（CHD2）causes scoliosis[J]. American journal of medical genetics part A，2008，146（9）: 1117–1127.

[6] KIM Y J，KHOSHKHOO S，FRANKOWSKI J C，et al. Chd2 is necessary for neural circuit development and long‑term memory[J]. Neuron，2018，100（5）: 1180–1193. e6.

[7] TANG S，ADDIS L，SMITH A，et al. Phenotypic and genetic spectrum of epilepsy with myoclonic atonic seizures[J]. Epilepsia，2020，61（5）: 995–1007.

[8] TRIVISANO M，STRIANO P，SARTORELLI J，et al. CHD2 mutations are a

rare cause of generalized epilepsy with myoclonic-atonic seizures[J]. Epilepsy & behavior,
2015，51：53-56.

[9] 陈娇阳，张月华，张静，等 . CHD2 基因突变相关癫痫临床表型谱研究（附 18
例报告）[J]. 中国实用儿科杂志，2020，35（4）：289-294，300.

以神经系统症状为首发表现的克氏综合征

【概述】

克氏综合征（Klinefelter syndrome，KS），又称先天性曲细精管发育不全综合征。大约 1/600 的新生男婴患有这种疾病，其可导致男性性腺功能减退和不育。该病最早于 1942 年由 Klinefelter 报道。1959 年，Jacobs 和 Strong 发现该综合征是由于男性存在一条多余的 X 染色体所致。随着更多的研究发现，除了大多数患有克氏综合征的男性患者的核型为（47，XXY）（85%～90%），还有小部分患者的核型为（47，XXY/46，XY）嵌合体型、（46，XX/47，XXY）嵌合体型等。克氏综合征患者的典型表型是身材高大，腿相对较长，睾丸小而质硬，乳房发育，几乎所有的患者均表现为无精子症和不育症。但必须强调的是，克氏综合征的这种经典描述可能存在偏倚，因为它主要基于寻求医疗帮助的患者，而这些患者往往呈现最严重的表型。因此，虽然目前对性腺功能减退的表型已有较多报道，但是对于生殖系统以外的异常关注明显不够，如神经精神表型（癫痫、痉挛性截瘫、认知功能障碍、情绪障碍等）。笔者及所在团队报道 1 例以神经系统表现为突出表型的克氏综合征患者，拓宽了疾病表型谱，加强了临床对该病的识别，以实现早期诊断、早期治疗本病的目标。

【病历摘要】

患者，男，6 岁，因"间断抽搐 4 年余"就诊。主要表现为反复抽搐，多在睡眠中发作。频繁愣神，清醒中出现。伴发育倒退。无围生期不良事件，既往史及家族史无特殊。查体右侧 Babinski 征（+）。

【临床资料】

1. 病史

（1）现病史：患者，男，6岁，2017年4月无明显诱因出现双眼上翻，双上肢抖动，呼之不应，约30秒缓解。就诊于某医院，查头颅MRI未见明显异常，行视频脑电图监测时睡眠中出现抽搐，表现为双眼上翻，喉中发声，牙关紧闭，四肢僵硬抖动，约30秒钟缓解。给予"左乙拉西坦口服液0.5 mL，2次／日"治疗。治疗7天、15天后夜间睡眠中各发作1次，表现同第1次发作，调整为"左乙拉西坦口服液2.5 mL，2次／日"，后患者每日夜间均有发作，表现同前，每晚3次至数十次不等。2018年6月患者就诊于某医院，调整用药为"丙戊酸钠口服液3 mL，2次／日"，此后5个月未发作。2018年11月患者再次出现抽搐，表现同前，每天睡眠中发作1次至4次不等，就诊于多家医院，目前服用"丙戊酸钠口服液早6 mL、晚7 mL，拉莫三嗪12.5 mg，2次／日，氯硝西泮0.5 mg，1次／晚"治疗，发作频率同前。2021年8月患者出现愣神，表现为双眼直视，活动中止，数秒至10余秒缓解，均为清醒时发作，每天发作2～7次，为进一步系统诊疗来我院门诊，以"癫痫"收住院。患者自发病以来，间期精神、饮食、睡眠可，二便正常，2018年6月家长发现患者精神运动发育倒退。

（2）既往史：无特殊。

（3）出生史及生长发育史：第1胎，第1产，分娩方式为足月顺产，出生体重为3.6 kg，无围生期不良事件。3个月会抬头，4个月会翻身，6个月会独坐，8个月会爬，11个月会独走、说话，未入学。

（4）家族史：父母否认近亲结婚，家族中无人有类似表现。

2. 体格检查

神志清楚，反应好。可对答，思维跳跃。双侧瞳孔等大等圆，直径为3 mm，对光反应灵敏。双侧额纹对称，鼻唇沟对称，伸舌居中，右侧肢体肌力5−级，左侧肢体肌力5级，四肢肌张力正常，腱反射对称（++），左侧Babinski征（−），右侧Babinski征（+）。感觉共济运动查体未见明显异常。

3. 辅助检查

（1）头颅MRI检查（2021年8月15日）：双侧额叶皮层下白质内可见斑点状异常信号，T_2上为高信号（图11.1）。

（2）脑电图（2021年8月11日，我院）：间期见慢尖慢波，监测到多次发作，可见突然睁眼、双眼上翻，同期脑电图可见全导低至高幅棘波节律，考虑强直发作。

4. 基因检测分析

Trio 全外显子测序分析结果提示质控不通过，性别预测与患者不一致。核型分析证实染色体为（47，XXY）（图 11.2）。

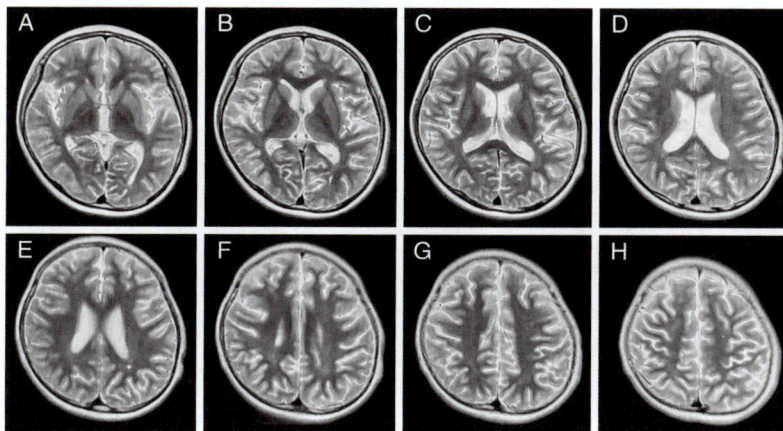

图 11.1　头颅 MRI（T$_2$）

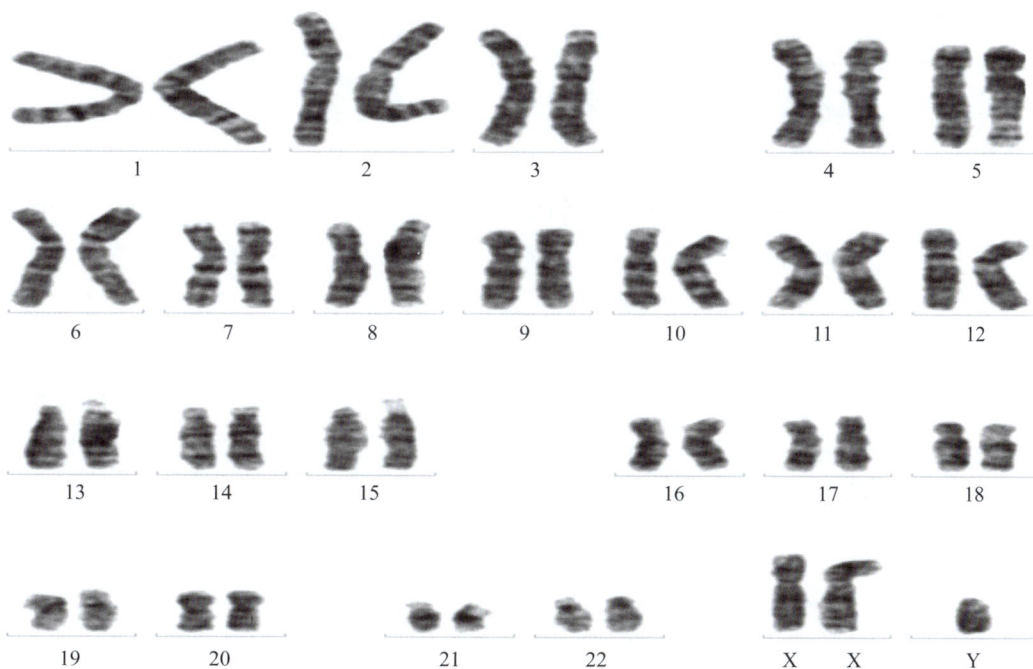

图 11.2　染色体核型分析结果

综上所述，本例患者诊断为克氏综合征。

5. 诊断

（1）定位诊断：癫痫发作及精神运动发育倒退，定位于双侧大脑皮层。

（2）定性诊断：患者发病早，存在癫痫发作和发育倒退，可考虑遗传性癫痫脑病、遗传性发育障碍等。仅通过癫痫及发育倒退等症状体征和病史难以明确病因，具体分型需依赖基因检测。

6. 治疗

对症治疗以抗癫痫，内分泌激素治疗，智能康复训练。

【专家点评】

1. 克氏综合征临床表型及本例患者临床特征

本例患者伴有痉挛性截瘫实属罕见。克氏综合征是男性中最常见的性染色体异常疾病，表现为男性的核型中有一条或多条额外的 X 染色体［最常见的是（47，XXY）］。克氏综合征与睾丸功能不全相关，常导致性腺功能减退和（或）不育。克氏综合征患者成年后的典型表型包括原发性睾丸功能衰竭伴小睾丸、高促性腺激素性腺功能减退症、女性化乳房、不育症（大多为无精子症）、体毛稀疏、身高较高、骨质疏松症风险增加、代谢综合征与心理社会障碍。但是克氏综合征患者的典型临床表型仅存在于少数患者中：一方面，在生命不同阶段的体征和症状，克氏综合征患者可表现出明显的差异，在婴儿期和儿童期不存在主要的临床特征，而克氏综合征患者性腺机能减退也通常在成年早期才明显，并随着年龄的增长而显著（图 11.3）；另一方面，克氏综合征表型谱极广，目前对克氏综合征的症状和体征的了解只是冰山一角（图 11.4）。大多数克氏综合征患者仍然被忽视，还有广泛的隐藏表型等待被发现。这些都导致了克氏综合征早期的低诊断率，据估计，许多患者仍未确诊，并且只有 25% 的克氏综合征患者在成年后期被正确识别，这导致严重的并发症和更困难的临床管理。在克氏综合征患者中，关于癫痫发作和癫痫的文献有限，只有数个病例报告。在所报道的病例中，癫痫发作的类型似乎是多样的，热性惊厥、全身强直－阵挛性发作、复杂部分性发作和失神发作都有被描述，并且起病的时期横跨童年期到成年期，而且大多数病例有某种程度的智力障碍。当然，有必要进行更多的研究来确定克氏综合征中癫痫的发生率和特点。同样地，在克氏综合征患者的表现中，痉挛性截瘫迄今仅有少数报道。本病例为一例表现为痉挛性截瘫的克氏综合征患者，就目前所知没有任何类型的遗传性痉挛性截瘫与本病例明确匹配。本例患者伴智力障碍，没有小脑共济失调或大脑 MRI 异常，因此，根据以往克氏综合征报告的回顾，推测本病例是克氏综合征的一种，并伴有痉挛性截瘫。除此之外，使用全外显子测序分析排除了潜在的基因突变，也更加证实了上述推测。

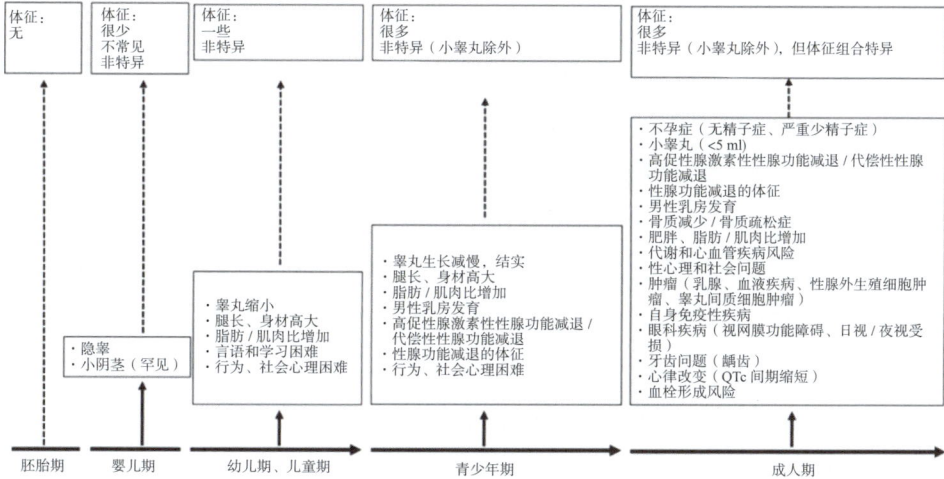

| 体征：无 | 体征：很少 不常见 非特异 | 体征：一些 非特异 | 体征：很多 非特异（小睾丸除外） | 体征：很多 非特异（小睾丸除外），但体征组合特异 |

不孕症（无精子症、严重少精子症）
小睾丸（<5 ml）
高促性腺激素性性腺功能减退 / 代偿性性腺功能减退
性腺功能减退的体征
男性乳房发育
骨质减少 / 骨质疏松症
肥胖、脂肪 / 肌肉比增加
代谢和心血管疾病风险
性心理和社会问题
肿瘤（乳腺、血液疾病、性腺外生殖细胞肿瘤、睾丸间质细胞肿瘤）
自身免疫性疾病
眼科疾病（视网膜功能障碍、日视 / 夜视受损）
牙齿问题（龋齿）
心律改变（QTc 间期缩短）
血栓形成风险

睾丸生长减慢，结实
腿长、身材高大
脂肪 / 肌肉比增加
男性乳房发育
高促性腺激素性性腺功能减退 / 代偿性性腺功能减退
性腺功能减退的体征
行为、社会心理困难

睾丸缩小
腿长、身材高大
脂肪 / 肌肉比增加
言语和学习困难
行为、社会心理困难

隐睾
小阴茎（罕见）

胚胎期　婴儿期　幼儿期、儿童期　青少年期　成人期

图 11.3　克氏综合征在生命不同阶段的体征和症状

［资料来源：ZITZMANN M，AKSGLAEDE L，CORONA G，et al. European Academy of Andrology guidelines on Klinefelter Syndrome Endorsing Organization：European Society of Endocrinology[J]. Androloyg，2021，9（1）：145–167.］

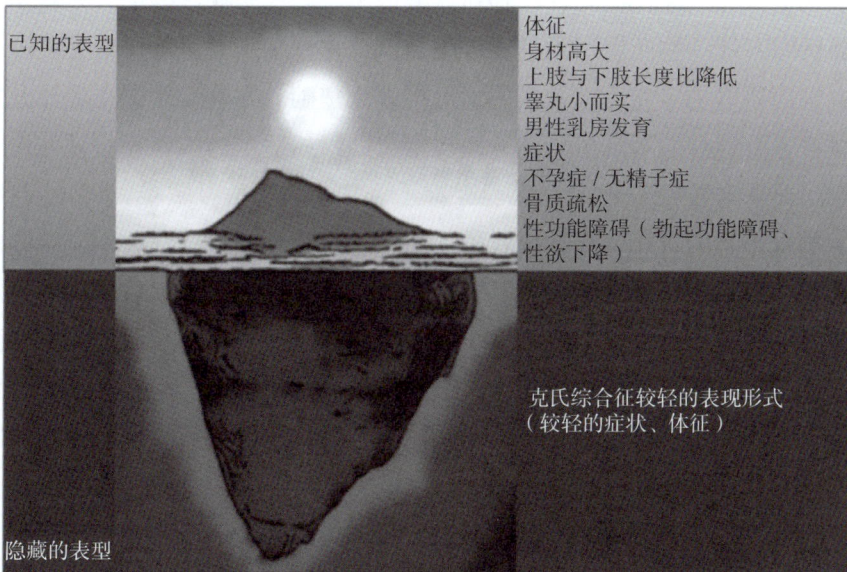

已知的表型

体征
身材高大
上肢与下肢长度比降低
睾丸小而实
男性乳房发育
症状
不孕症 / 无精子症
骨质疏松
性功能障碍（勃起功能障碍、性欲下降）

隐藏的表型

克氏综合征较轻的表现形式（较轻的症状、体征）

图 11.4　克氏综合征的已知表型和隐藏表型

［资料来源：BOJESEN A，JUUL S，GRAVHOLT C H，et al. Prenatal and postnatal prevalence of Klinefelter syndrome：a national registry study[J]. The Journal of clinical endocrinology & metabolism，2003，88（2）：622–626.］

2. 克氏综合征的机制假说

克氏综合征的经典形式（47，XXY）占病例的80%～90%；高级非整倍体［（48，XXXY），（49，XXXXY）或（48，XXYY）］、嵌合型［主要是（47，XXY / 46，XY）］和结构异常的X染色体（如47，iXq，Y），总计占了其余的10%～20%。产妇年龄的增加和男性精液质量的降低可能会影响患病率，故有可能在未来看到克氏综合征患者进一步增加。额外的X染色体与临床表型之间的潜在遗传机制，在克氏综合征患者中仍未得到阐明。一般来说，不太严重的基因异常形式（如嵌合型）导致的临床症状相对来说不太严重，而表型会随着多体型的严重程度而逐渐恶化［如（49，XXXXY）］。额外的X染色体存在的原因是父母来源的生殖细胞在减数分裂形成精子和卵子的过程中，性染色体存在不分离现象。不过，更深入的分子机制在很大程度上仍然未知。基因剂量效应与X染色体失活的逃逸基因相结合是最有可能构成表型的共同因素。除了这些机制外，有学者提出了更全面的影响整个基因组学（包括表观遗传学、转录组学及蛋白质组学）的假说，也涉及常染色体（图11.5）。

3. 重视克氏综合征患者的性腺功能减退表型以外的症状体征

本例患者在幼儿期以神经系统表现为首发症状，曾进行多项检查未能明确诊断。此次行全外显子测序提示多了一条额外的X染色体，后进一步的核型分析才明确诊断，提示医师应该重视克氏综合征患者性腺功能减退表型以外的症状体征，尤其是在患者成年之前。克氏综合征的临床表型和遗传表型，以及它们之间的关系仍未完全了解，如要充分阐明，则需要以更多克氏综合征的病例报道为基础。在确诊后向患者及其父母提供恰当且兼顾各方的信息，对其生活各方面提供帮助，如适当的教育和心理支持可以防止他们在语言、学习和神经心理方面出现困难（语言缺陷、学习困难、行为问题）。这些措施有助于维护患者的自尊，提高患者的生活质量，提高患者的社会适应能力。适时开始睾丸激素替代治疗能够使患者避免因性腺功能低下而产生的长期后果。除此之外，保存生育潜力，即从射出的精液或睾丸组织中冷冻保存精子是目前广泛使用的一种方式。克氏综合征患者的预期寿命几乎与一般人群相同，因此保证患者获得最佳的生活质量至关重要，这需要一个多学科的临床诊疗团队来支持克氏综合征患者的激素治疗和生育治疗。

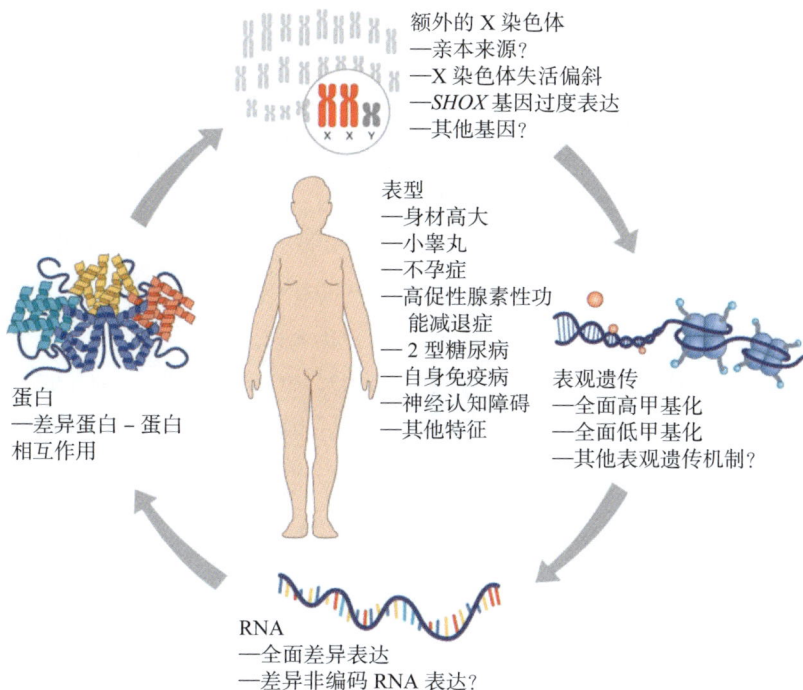

额外的 X 染色体
—亲本来源？
—X 染色体失活偏斜
—*SHOX* 基因过度表达
—其他基因？

表型
—身材高大
—小睾丸
—不孕症
—高促性腺素性功
  能减退症
—2 型糖尿病
—自身免疫病
—神经认知障碍
—其他特征

蛋白
—差异蛋白 - 蛋白
  相互作用

表观遗传
—全面高甲基化
—全面低甲基化
—其他表观遗传机制？

RNA
—全面差异表达
—差异非编码 RNA 表达？

图 11.5　基因组层面对克氏综合征的机制假说

［资料来源：KLINEFELTER JR H F，et al. Syndrome characterized by gynecomastia，aspermatogenesis without A-Leydigism，and increased excretion of follicle-stimulating hormone[J]. The journal of clinical endocrinology，1942，2（11）：615-627.］

【参考文献】

[1] NIELSEN J，WOHLERT M. Chromosome abnormalities found among 34910 newborn children：results from a 13-year incidence study in Århus，Denmark[J]. Human genetics，1991，87（1）：81-83.

[2] LEE P A，HOUK C P，AHMED S F，et al. Consensus statement on management of intersex disorders[J]. Pediatrics，2006，118（2）：e488-e500.

[3] KLINEFELTER JR H F，et al. Syndrome characterized by gynecomastia，aspermatogenesis without A-Leydigism，and increased excretion of follicle-stimulating hormone[J]. The Journal of clinical endocrinology，1942，2（11）：615-627.

[4] JACOBS P A，STRONG J A. A case of human intersexuality having a possible XXY sex-determining mechanism[J]. Nature，1959，183（4657）：302-303.

[5] BOJESEN A，JUUL S，GRAVHOLT C H，et al. Prenatal and postnatal prevalence of Klinefelter syndrome：a national registry study[J]. The Journal of clinical endocrinology & metabolism，2003，88（2）：622-626.

[6] KANAKIS G A，NIESCHLAG E. Klinefelter syndrome：more than hypogonadism[J]. Metabolism，2018，86：135-144.

[7] ZITZMANN M，AKSGLAEDE L，CORONA G，et al. European Academy of Andrology guidelines on Klinefelter Syndrome Endorsing Organization：European Society of Endocrinology[J]. Andrology，2021，9（1）：145-167.

[8] BONOMI M，ROCHIRA V，PASQUALI D，et al. Klinefelter syndrome（KS）：genetics，clinical phenotype and hypogonadism[J]. Journal of endocrinological investigation，2017，40（2）：123-134.

[9] BOJESEN A，KRISTENSEN K，BIRKEBAEK N H，et al. The metabolic syndrome is frequent in Klinefelter's syndrome and is associated with abdominal obesity and hypogonadism[J]. Diabetes care，2006，29（7）：1591-1598.

[10] MATSUBARA S，YOSHINO M，TAKAMORI M，et al. Benign neurogenic amyotrophy in Klinefelter's syndrome[J]. Journal of neurology，neurosurgery & psychiatry，1994，57（5）：640-642.

[11] UZICANIN S，CATIBUSIC F，TERZIC S，et al. Familiar spastic paraplegia presenting in a boy with Klinefelter syndrome：case report[J]. Medicinski Arhiv，2007，61（1）：52-53.

[12] MORRIS J K，ALBERMAN E，SCOTT C，et al. Is the prevalence of Klinefelter syndrome increasing？[J]. European journal of human genetics，2008，16（2）：163-170.

[13] GRAVHOLT C H，CHANG S，WALLENTIN M，et al. Klinefelter syndrome：integrating genetics，neuropsychology，and endocrinology[J]. Endocrine reviews，2018，39（4）：389-423.

WES-CNV 发现缺失变异致 16p11.2 微缺失综合征

【概述】

16p11.2 微缺失综合征（chromosome 16p11.2 microdeletion syndrome）是世界上最常见的微缺失综合征之一。顾名思义，该综合征由 16 号染色体长臂 1 区 1 带（16p11.2）的微缺失引起。Kumar 等于 2008 年在孤独症谱系障碍的病因研究中发现患者 16p11.2 微缺失，并首次提出将 16p11.2 微缺失综合征作为疾病名称。大约每 100 例孤独症患者中就有 1 例被发现有 16p11.2 微缺失，其在语言或精神病患者中的比例约为 1/1000，而在普通人群中为 3/10 000。笔者及所在团队报道一例通过全外显子测序联合拷贝数变异验证发现 16p11.2 微缺失的患者，并诊断其为 16p11.2 微缺失综合征。本病例报道阐明了全外显子测序联合拷贝数变异验证的意义。

【病历摘要】

患者，女，11 个月。因"间断抽搐发作 5 个月"就诊。6 个月起病，频繁无热抽搐发作，1 个月内反复发作 10 次左右，发作间期一般情况好。智力运动发育正常。出生史、生长发育史和家族史无特殊。查体面容稍紫，无明显阳性体征。头颅 MRI 发现双侧海马略小，两侧颞角、脉络膜裂稍宽。脑电图检查发现癫痫样异常放电。超声心动图发现动脉导管未闭（左向右分流）。

【临床资料】

1. 病史

（1）现病史：患者，女，11 个月，因"间断抽搐发作 5 个月"就诊。患者于 5 个月前（6月龄），清醒时出现双眼右斜、双手握拳、双上肢屈曲僵硬抖动，面色稍紫，不伴发热，持续约1分钟缓解，缓解后困倦入睡2小时，未特殊处理。2个月前，患者再次出现无热抽搐发作，表现同前，1个月内反复发作10次左右，最多1天发作2次，最长3个月无发作，睡前或醒后发作多。发作间期一般情况好，否认全身快速抖一下、愣神、跌倒等发作形式。智力运动发育与正常同龄儿相仿。

（2）出生史及生长发育史：第1胎，第1产，足月顺产，出生体重3.1 kg，否认围产期窒息缺氧史。3个月会抬头，4个月会翻身，6个月会独坐，8个月会爬，10个月会扶走。

（3）家族史：父母体健，否认近亲婚配史，否认家族遗传病史。

2. 体格检查

身高71 cm，体重10 kg，头围47 cm。塌鼻梁。神志清楚，与人眼神接触可。四肢肌力查体欠合作，可见自主活动，肌张力未见明显异常。双侧膝腱反射正常，双侧Babinski征（−）。

3. 辅助检查

（1）头颅MRI检查（2020年7月30日）：双侧海马略小，两侧颞角、脉络膜裂稍宽（图12.1）。

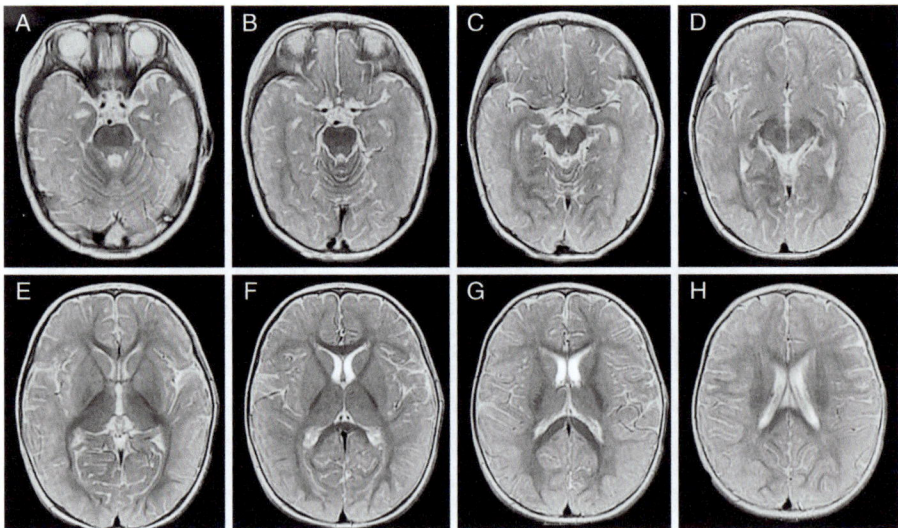

双侧海马略小，两侧颞角、脉络膜裂稍宽（T_2）。

图12.1 头颅MRI

（2）脑电图检查（2020年7月30日）：在睡眠中，双侧额为主导联可见散在低至中幅尖波、尖慢波，左侧为著；电生理诊断，癫痫样异常放电（图12.2）。

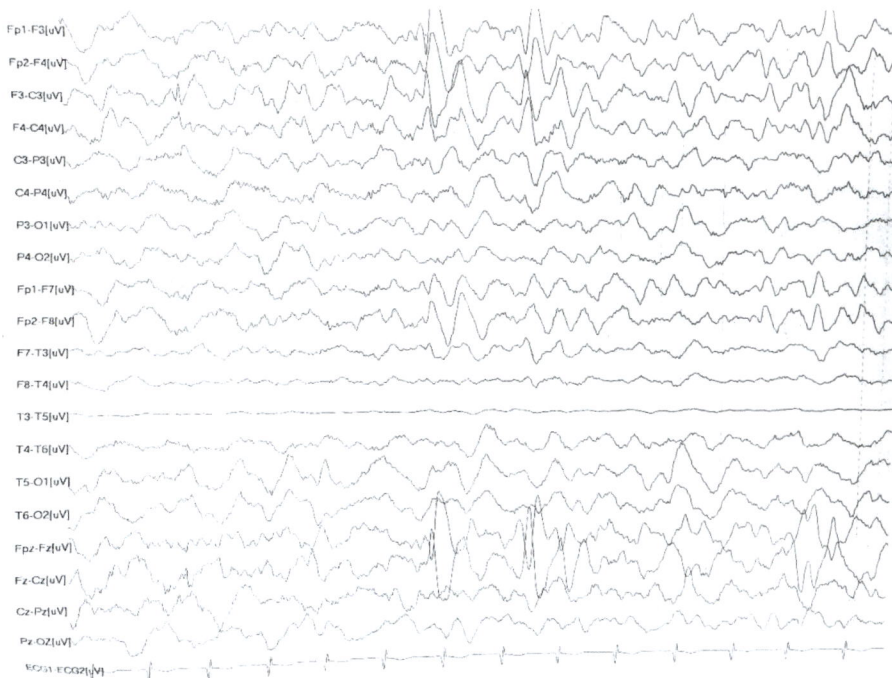

图 12.2　脑电图结果

（3）超声心动图（2020 年 8 月 4 日）：动脉导管未闭（左向右分流）。

4. 基因检测分析

全外显子基因检测结果：未找到可以解释患者表型的致病性或疑似致病性变异。通过拷贝数变异验证（qPCR-SYBR Green I 染料法），发现受检者 1 个区域［16p11.2（29，463，828-30，223，715）］存在 0.76 Mb 大小的缺失变异（图 12.3）。最终通过 qPCR 验证了该结果（图 12.4）。

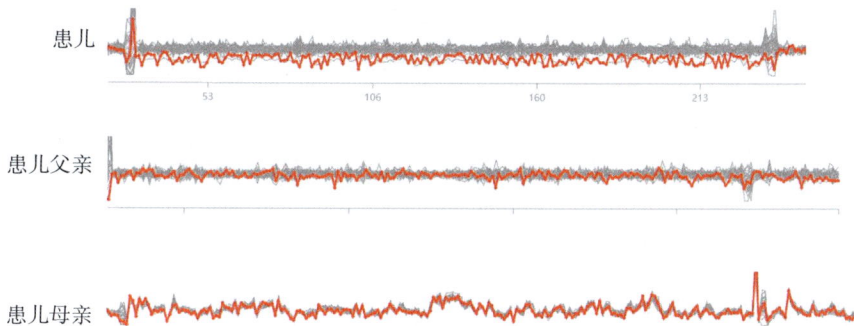

拷贝数变异验证发现 16p11.2（29，463，828-30，223，715）存在 0.76 Mb 大小的缺失变异。

图 12.3　拷贝数变异验证

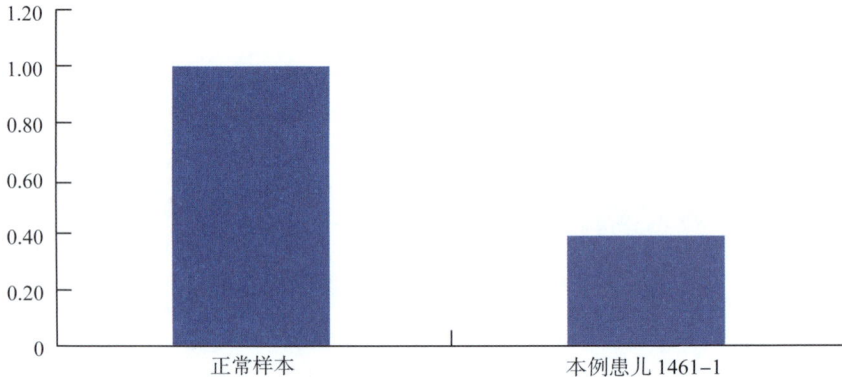

引物 1461-1 验证的染色体范围为检测结果 chr16:29,463,828–30,223,715 的部分区段。

图 12.4　qPCR 验证结果

5. 诊断

（1）定位诊断：癫痫发作定位于双侧大脑皮层。

（2）定性诊断：本例患者为 11 个月女婴，以反复发作的癫痫为主要临床表现，同时伴有轻度的面部异常（塌鼻梁），以及心血管系统异常（动脉导管未闭），结合患者发病年龄较小，考虑遗传性疾病可能性大。

（3）基因型 - 表型匹配诊断如下。

临床角度：16p11.2 微缺失综合征患者常以神经精神系统症状为首发表现。表型谱除神经精神系统（包括孤独症谱系障碍、发育迟缓、智力低下、癫痫、注意缺陷多动障碍等）外，还包括面容体型异常（如扁平相、塌鼻梁、大头畸形、肥胖等）、骨骼 / 泌尿 / 心血管系统畸形（如脊柱侧弯、肾脏及尿道畸形、主动脉狭窄、卵圆孔未闭等）等。患者与 16p11.2 微缺失综合征的表型相符。

遗传学角度：患者存在 16p11.2 微缺失片段。

功能学角度：使用斑马鱼和小鼠胚胎的模型研究表明，16p11.2 微缺失的小鼠和斑马鱼表现为巨头畸形。进一步的分析证实巨头畸形是由神经祖细胞增殖引起，导致脑体积的增加。

综上所述，本例患者诊断为 16p11.2 微缺失综合征。

【专家点评】

1. 神经发育障碍的危险因素

遗传因素在神经发育障碍的危险因素中占很大比例，如孤独症谱系障碍（autism

spectrum disorder，ASD）、精神分裂症和智力障碍（intellectual disability，ID）。各种易感基因位点的拷贝数变异使个体容易出现这些神经发育障碍和其他发育异常。人类16p11.2 区域是一个 500～600 kb 的区域，含有 27～29 个基因，该区域位于 16 号染色体的近端短臂。16p11.2 的缺失和复制具有高度的多态性表型效应，与 ASD、ID、运动/发育延迟、畸形特征和癫痫发作有密切联系。16p11.2 的缺失与头围增加（大头畸形）和肥胖有关，而重复往往导致低于平均头围（小头畸形）和低体重/体重指数（图 12.5）。

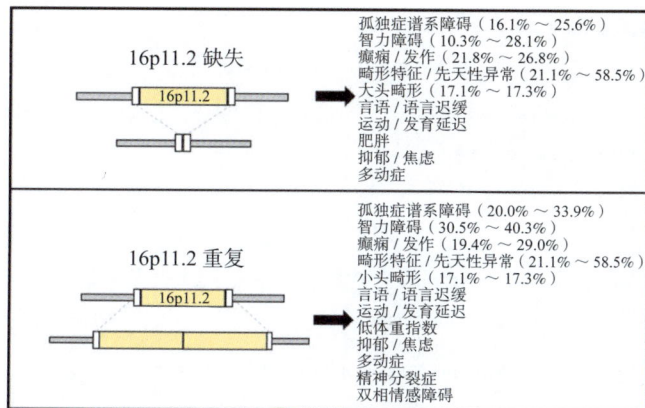

图 12.5　16p11.2 拷贝数变异常见表型

［资料来源：REIN B，YAN Z. 16p11. 2 copy number variations and neurodevelopmental disorders[J]. Trends in neurosciences，2020，43（11）：886–901. ］

2. 16p11.2 微缺失综合征的临床特征

16p11.2 微缺失综合征具有广泛的表型特征，包括全面发育迟缓、学习障碍、孤独症、认知障碍、肥胖症、癫痫发作等。一般来说，根据缺失区域所在位置可将 16p11.2 缺失分为 3 种类型（图 12.6）：①典型 16p11.2 缺失为 16 号染色体 29.5～30.2 Mb 区域上 500～600 kb 的缺失，其中包含 29 个基因，是最常见的类型，同时是神经发育障碍最常见的单一病因之一；②具有与第 1 种不重叠且更靠近 16 号染色体短臂末端的缺失；③缺失较大，涵盖了第 1 种和第 2 种缺失的所有遗传物质。16p11.2 微缺失综合征患者起病年龄早，常以神经精神系统症状为首发表现，该综合征表型谱多种多样。因为可出现不同位置、大小的微缺失，故 16p11.2 微缺失综合征的患者间表型异质性明显。

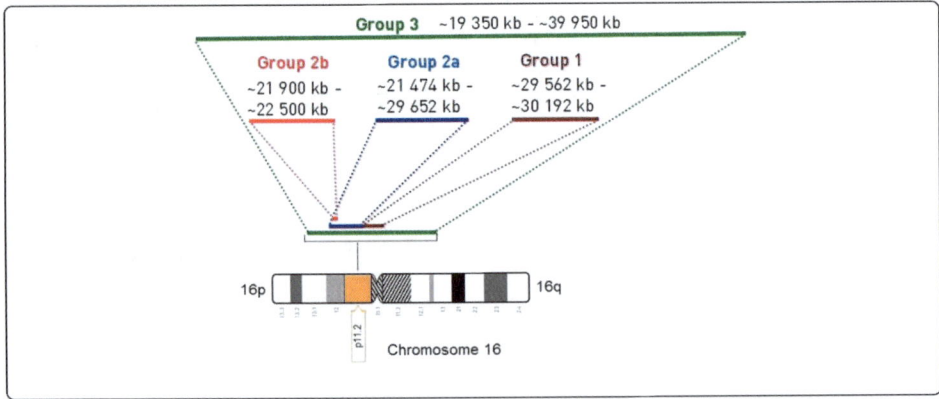

图 12.6　16p11.2 缺失分型

［资料来源：DELL'EDERA D，DILUCCA C，ALLEGRETTI A，et al. 16p11.2 microdeletion syndrome：a case report[J]. Journal of medical case reports，2018，12（1）：90.］

3. 16p11.2 区域功能研究

2012 年，Golzio 等研究了 16p11.2 区域，发现该区域包含 29 个基因（图 12.7），当出现缺失或重复时，均容易引起神经认知缺陷。16p11.2 微缺失携带者可表现为巨头畸形。斑马鱼和小鼠胚胎的模型研究表明，16p11.2 微缺失的小鼠和斑马鱼表现为巨头畸形，而进一步的分析证实此现象由神经祖细胞增殖引起，最终使脑体积增加。

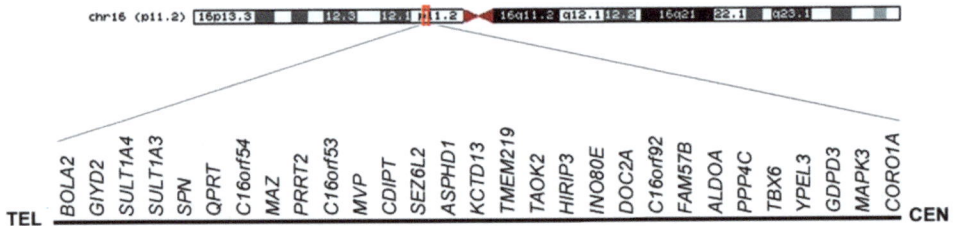

图 12.7　16p11.2 区域包含基因

4. 临床价值

本例患者为 11 个月女婴，以反复发作的癫痫为主要临床表现，同时伴有轻度的面部异常（塌鼻梁），以及心血管系统异常（动脉导管未闭）。目前可能尚未出现更为常见的表型如精神运动发育迟缓、语言障碍、孤独症谱系障碍，所以对于癫痫合并精神运动发育迟缓（尤其是语言发育迟缓）者，可能会考虑 16p11.2 微缺失综合征的存在，而对于本例患者，全外显子基因检测极大地降低了诊断的难度。

【参考文献】

[1] KUMAR R A，KARAMOHAMED S，SUDI J，et al. Recurrent 16p11.2 microdeletions in autism[J]. Human molecular genetics，2008，17（4）：628-638.

[2] GOLZIO C，WILLER J，TALKOWSKI M E，et al. KCTD13 is a major driver of mirrored neuroanatomical phenotypes of the 16p11.2 copy number variant[J]. Nature，2012，485（7398）：363-367.

[3] REIN B，YAN Z. 16p11. 2 copy number variations and neurodevelopmental disorders[J]. Trends in neurosciences，2020，886-901.

[4] DELL'EDERA D，DILUCCA C，ALLEGRETTI A，et al. 16p11.2 microdeletion syndrome：a case report[J]. Journal of medical case reports，2018，12（1）：90.

GAN 基因突变致巨轴索性神经病

【概述】

巨轴索性神经病（giant axonal neuropathy，GAN）（MIM：256850）是一种罕见的、致命性的神经变性疾病，呈常染色体隐性遗传。目前已普遍认为 GAN 基因是巨轴索性神经病的致病基因，这种基因与疾病的关联性于 1972 年首次报道。巨轴索性神经病通常在 0～10 岁起病，患者首先表现为步态的异常，进而发展为明显的行走困难。典型的表现可同时累及周围神经系统和中枢神经系统，表现为动作笨拙、肢体无力、感觉受累、步态异常，并伴有典型的卷发和独特的下肢姿势。通常患者在 20 岁前开始需要依赖轮椅，最终卧床不起，在青少年时期或 30 岁左右死亡。笔者及所在团队报道一例由 GAN 基因复合杂合突变引起的巨轴索性神经病患者，以加深临床医师对该病的认识，提高该病的诊断率。

【病历摘要】

患者，男，14 岁。因"肢体无力伴步态不稳 10 年，言语欠清 4 年"就诊。主要表现为肢体无力、走路不稳，症状缓慢进展，后出现言语欠清、饮水偶有呛咳。出生史及生长发育史正常，否认家族史。查体身材矮小，头发卷曲，双足较小，脊柱侧弯。言语欠清，双眼各方向运动可见眼震。抬头无力，双下肢远端肌力 0 级，近端肌力 3 级。双下肢肌张力偏低。四肢腱反射消失。辅助检查中神经活检病理报告提示病变较符合巨轴索性神经病。头颅 MRI 检查提示脑实质多发异常信号，符合巨轴索性神经病改变，脑萎缩，且以小脑萎缩为著。

【临床资料】

1. 病史

（1）现病史：患者，男，14 岁，因"肢体无力伴步态不稳 10 年，言语欠清 4 年"

就诊。患者于 10 年前无明显诱因出现肢体无力，下肢为著，走路不稳，左右摇晃，行走时易摔倒，晨起时症状明显，无肢体抖动，上述症状缓慢进展。6 年前出现写字慢，4 年前出现言语欠清，2 年前独立行走不能，需依赖轮椅，近 8 个月开始出现饮水偶有呛咳。出生情况无特殊。

（2）家族史：父母体健，非近亲结婚。有 1 个姐姐，体健，否认家族遗传病史及类似疾病史（图 13.1A）。

2. 体格检查

身材矮小。头发卷曲、硬，无光泽，双足较小、肿，手指关节肿大，高腭弓，脊柱侧弯。神志清楚，精神状态可。双侧瞳孔等大等圆，对光反射均灵敏，言语欠清，双眼各方向运动可见眼震。伸舌居中，抬头无力。双上肢肌力 5- 级，双下肢远端肌力 0 级，近端肌力 3 级，双下肢肌张力偏低，四肢腱反射消失，病理征（−）（图 13.1B ～ 图 13.1F）。

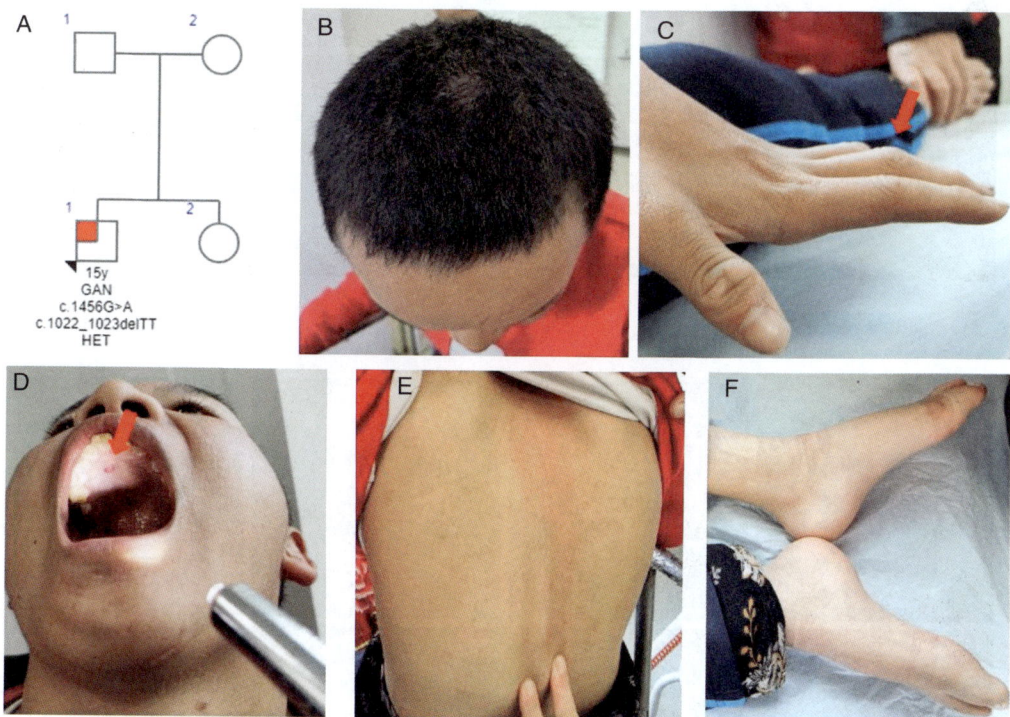

A. 家系图；B. 患者头发卷曲；C. 手指关节肿大；D. 高腭弓；E. 脊柱侧弯；F. 双足较小，肿。
图 13.1 家系图及患者表型

3. 辅助检查

（1）肌电图检查（2009 年 7 月 27 日）：双侧胫神经、腓神经运动传导速度减慢，波幅下降，提示周围神经病变。

（2）肌电图检查（2010 年 9 月 10 日）：下肢肌肉动作电位呈巨大电位，未见自发电位，募集反应减少，临床印象为多发性周围神经损害。

（3）肌电图检查（2018 年 1 月 11 日）：上下肢周围神经病变（运动、感觉均受累，符合长度依赖性）。

（4）神经活检病理（2011 年 4 月 12 日）：病变较符合巨轴索性神经病。

（5）头颅 MRI 检查（2019 年 9 月 22 日）：脑实质多发异常信号，符合巨轴索性神经病改变；脑萎缩，且以小脑为著（图 13.2 和图 13.3）。

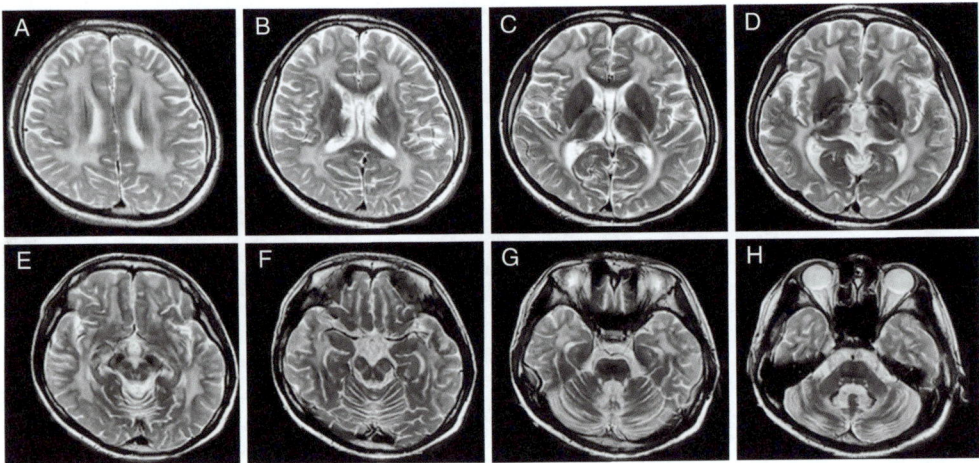

图 13.2 患者头颅 MRI 平扫（T_2）

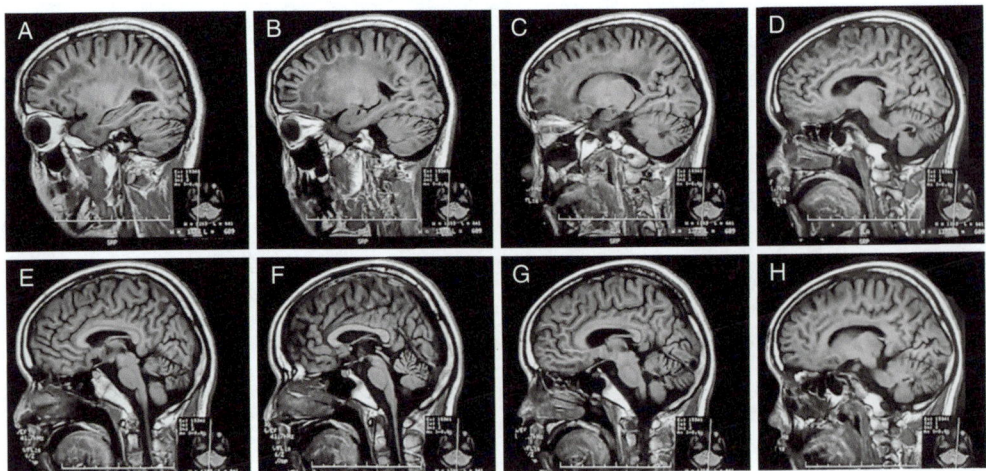

图 13.3 患者头颅 MRI 平扫（T_1）

4. 基因检测分析

单样本全外显子测序分析结果提示，*GAN* 基因存在可能复合杂合突变：6 号外显子（共 11 个外显子）一处移码突变［NM_022041.3：c.1022_1023delTT（p.Leu341GlnfsTer7）］（未报道），9 号外显子的错义突变［NM_022041.3：c.1456G ＞ A（p.Glu486Lys）］（为已报道的致病突变）。

变异位点分析：① 基因 – 疾病关系证据（*GAN*），肯定。② ACMG 评级，NM_022041.3：c.1022_1023delTT（p.Leu341GlnfsTer7），PAT，PVS1+PM2_Supporting+PP3（未报道）；NM_022041.3：c.1456G ＞ A（p.Glu486Lys），LP，PS4+PM2_Supporting+PP3（已报道）。③ Sanger 测序验证证实患者携带的突变为复合杂合突变，其中移码突变来自父亲，错义突变来自母亲（图 13.4）。

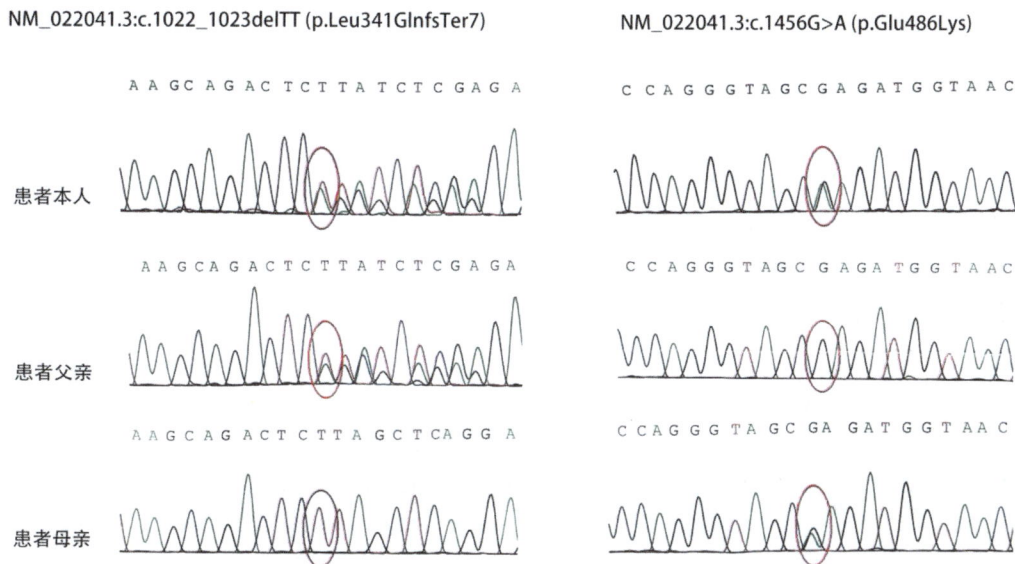

图 13.4 Sanger 测序验证

5. 诊断

（1）定位诊断：言语欠清，双眼各方向运动可见眼震，定位于小脑；双下肢肌力差、肌张力低，四肢腱反射消失，病理征阴性，定位于周围神经。

（2）定性诊断：患者儿童期起病，周围神经系统和中枢神经系统同时受累，肌电图显示上下肢周围神经病变（运动、感觉均受累）。头颅 MRI 示广泛髓鞘化不良，脑萎缩（以小脑为著）。神经活检病理病变较符合巨轴索性神经病，且患者具有身材矮小、头发卷曲、脊柱侧弯，考虑遗传性疾病可能性大，故考虑巨轴索性神经病可能性大。

（3）基因型 – 表型匹配诊断如下。

临床角度：巨轴索性神经病的主要表型有肌无力和共济失调导致的步态障碍和频繁跌倒；存在混合性运动感觉性多神经病，伴以远端为主的肢体无力；特征性外貌是本病的一个标志；头发往往是红色而卷曲的，前额高、肤色苍白、睫毛长；中枢神经系统受累的表现包括小脑功能障碍（如共济失调、辨距不良、眼动失用症和眼球震颤）、痉挛状态和视神经萎缩；一些患者出现智力障碍（精神发育迟滞）；患者与巨轴索性神经病的表型高度符合（表 13.1）。

遗传学角度：患者存在 *GAN* 基因的致病性复合杂合突变，一个来源于母亲，是错义突变，已被报道为致病突变；另一个来源于父亲，是移码突变，为高度有害变异，导致氨基酸截短，故为烈性突变，符合常染色体隐性遗传。

功能学角度：*GAN* 基因负责编码 gigaxonin 蛋白，与中间丝的细胞内蓄积有关。gigaxonin 蛋白在细胞骨架中中间丝的组织和降解起关键作用；该基因缺陷会导致各种细胞中各种类型的中间丝积累，包括肌肉细胞中的结蛋白，成纤维细胞中的波形蛋白，神经元中的神经丝，以及星形胶质细胞中的神经胶质纤维酸性蛋白（glial fibrillary acidic protein，GFAP）。该蛋白的功能还包括维持其他中间丝（如角蛋白）的结构，这可以解释该疾病的一个特征性标志——头发受累。已经观察到 *GAN* 基因小鼠敲除模型中间丝的失调和与人类广泛的神经系统病理改变相似。最新报道的斑马鱼模型证实该基因突变导致形态异常严重和运动能力明显降低，进一步说明了 gigaxonin 在斑马鱼与人之间的功能保守性。

表 13.1　基因 – 表型匹配分析

在线人类孟德尔遗传数据库（OMIM）	患者症状	匹配度 (20/35)
遗传方式		
—常染色体隐性遗传	常染色体隐性遗传	☑
头部和颈部		
面部		
—面部无力		
眼		
—眼球震颤	眼球震颤	☑
骨骼		
脊柱		

续表

在线人类孟德尔遗传数据库（OMIM）	患者症状	匹配度 (20/35)
—脊柱侧弯	脊柱侧弯	☑
手		
—手部畸形	手的姿势异常	☑
脚		
—足部畸形	双足较小，肿	☑
—高弓足		
—扁平足		
—马蹄足		
皮肤、指甲和头发		
头发		
—卷发（不一致的发现）	头发卷曲	☑
神经		
中枢神经系统		
—金字塔征		
—小脑体征	小脑体征	☑
—构音障碍	构音障碍	☑
—痉挛性截瘫		
—反射亢进		
—精神发育迟滞（罕见）		
外周神经系统		
—周围神经病变导致远端肢体肌肉无力	远端肌无力	☑
—周围神经病变导致远端肢体肌肉萎缩	远端肌肉萎缩	☑
—肢体近端无力	近端肌无力	☑
—下肢反射减弱		
—下肢反射消失	双下肢腱反射消失	☑
—上肢反射减弱（某些患者）		
—上肢反射消失（某些患者）	双上肢腱反射消失	☑

续表

在线人类孟德尔遗传数据库（OMIM）	患者症状	匹配度 (20/35)
—感觉和运动轴突神经病	感觉和运动轴突神经病	☑
—远端感觉障碍	远端感觉障碍	☑
—跨域步态		
—腓肠神经活检中发现巨大的轴突肿胀，充满密集的 10 nm 神经丝束	腓肠神经活检中发现巨大的轴突肿胀	☑
—薄髓鞘		
—有髓纤维损失		
杂项		
—童年时期发病	儿童期发病	☑
—慢慢进步	缓慢病程	☑
—可变表型	表型多样	☑
—一些患者可能会失去独立行走能力		
—另请参见常染色体显性巨轴突神经病（610100）		
分子基础		
—由 gigaxonin 基因突变引起（*GAN*，605379.0001）	*GAN* 复合杂合变异：NM_022041.3:c.1022_1023delTT（p.Leu341GlnfsTer7）；NM_022041.3:c.1456G>A（p.Glu486Lys）	☑

综上所述，本例患者诊断为巨轴索性神经病，常染色体隐性遗传。

6. 治疗

本病尚无有效的治疗方案。

【专家点评】

1. 巨轴索性神经病的发现及发展

巨轴索性神经病是一种罕见的、致命性的常染色体隐性遗传的神经变性疾病。该病的典型临床特征是婴儿期或儿童早期起病，卷发、骨骼异常和身材矮小不是必须具备的临床表现，却经常被发现。发病早期以周围神经病变为主，由周围神经病变引起的肢端无力是最明显的特征，患者首先表现为步态的异常，进而发展为明显的行走困难。中枢神经系统受累可出现颅神经异常（视神经萎缩、面瘫及眼肌麻痹等）、小脑体征（共济失调、眼球震颤、构音障碍等）、锥体束征、白质脑病、智力障碍及癫痫发作等。患者通常在 20 岁前开始需要依赖轮椅，最终卧床不起，在青少年时期或 30 岁左右死亡。典型的影像学改变是头颅 MRI 的 T_2 像示侧脑室前后角及小脑的高信号。神经活检显示神经纤维密度的降低和伴有神经丝堆积的轴突膨大。虽然该病最初是由于神经活检的特征改变而命名，但是后来发现相似的病理表现也可出现在其他疾病如腓骨肌萎缩症 2E 型（CMT2E）、腓骨肌萎缩症 4C 型，以及 Friedreich 共济失调。因此，单纯的神经活检并不足以诊断巨轴索性神经病。

2. 本例患者临床特征

本例患者为男性，病史 10 年。主要表现为身材矮小、头发卷曲、肢体无力及步态不稳，症状进行性加重，出现明显的行走困难、构音障碍。曾进行多项检查仍未能明确诊断，且因其与 CMT 的临床表现及病理改变的高度相似性，很难与其鉴别诊断。

3. GAN 基因的结构及功能

GAN 基因编码 gigaxonin 蛋白，该蛋白有 3 个结构域，包括 N 端 BTB（Bric-a-brac、Tramtrack 和 Broad）结构域，中央的 BACK 结构域和 6 个 Kelch 重复序列的 BTB/Kelch 结构域，该蛋白与中间丝的细胞内蓄积有关。目前已普遍认为 GAN 基因是巨轴索性神经病的致病基因，全球已有 100 多例报道，包括 80 多种突变，突变类型大多数为错义变异、剪切位点变异及插入缺失（图 13.5）。在 GAN 基因小鼠敲除模型中已经观察到中间丝的失调和与人类相似的广泛神经系统病理改变。

4. 临床价值

通过全外显子测序分析，发现本例患者存在 GAN 基因的复合杂合变异，其中有一个来自母亲的错义突变（c.1456G > A）（已报道），以及一个来自父亲的移码突变（c.1022_1023delTT），最终明确诊断为巨轴索性神经病。可见全外显子测序分析能够作为诊断神经系统疑难病的有力工具。

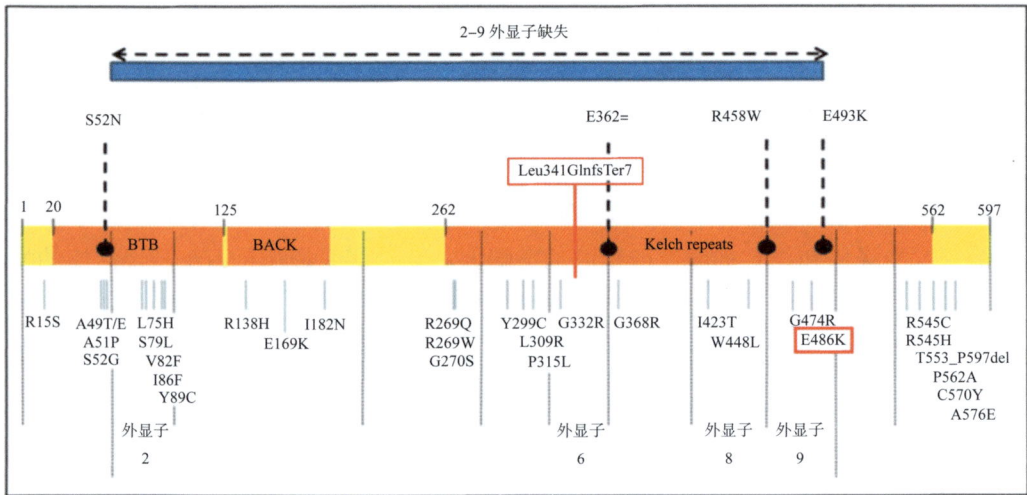

红框内为本患者突变位点。

图 13.5　已发现 *GAN* 基因突变位点

【参考文献】

[1]　ASBURY A K，GALE M K，COX S C，et al. Giant axonal neuropathy：a unique case with segmental neurofilamentous masses[J]. Acta neuropathologica，1972，20（3）：237-247.

[2]　IGISU H，OHTA M，TABIRA T，et al. Giant axonal neuropathy：a clinical entity affecting the central as well as the peripheral nervous system[J]. Neurology，1975，25（8）：717.

[3]　OUVRIER R A. Giant axonal neuropathy a review[J]. Brain and development，1989，11（4）：207-214.

[4]　ALMEIDA JR H L，GARCIAS G，SILVA R M，et al. Pili canaliculi as manifestation of giant axonal neuropathy[J]. Anais brasileiros de dermatologia，2016，91（5）：125-127.

[5]　JOHNSON-KERNER B L，GARCIA DIAZ A，EKINS S，et al. Kelch domain of gigaxonin interacts with intermediate filament proteins affected in giant axonal neuropathy[J]. PLoS One，2015，10（10）：e0140157.

[6]　ARMAO D，BOULDIN T W，BAILEY R M，et al. Advancing the pathologic phenotype of giant axonal neuropathy：early involvement of the ocular lens[J]. Orphanet

journal of rare diseases，2019，14（1）：27.

[7] ARRIBAT Y，MYSIAK K S，LESCOUZÈRES L，et al. Sonic Hedgehog repression underlies gigaxonin mutation‑induced motor deficits in giant axonal neuropathy[J]. The journal of clinical investigation，2019，129（12）：5312–5326.

[8] FABRIZI G M，GAVALLARO T，ANGIARI C，et al. Giant axon and neurofilament accumulation in Charcot‑Marie‑Tooth disease type 2E[J]. Neurology，2004，62（8）：1429–1431.

[9] ECHANIZ‑LAGUNA A，CUISSET J M，GUYANFMARECHAL L，et al. Giant axonal neuropathy：a multicenter retrospective study with genotypic spectrum expansion[J]. Neurogenetics，2020，21（1）：29–37.

附 录

附表 1　致病变异分级标准

致病性证据	分类
非常强	PVS1：当一个疾病的致病机制为功能丧失（LOF）时，无功能变异（无义突变、移码突变、经典 ±1 或 2 的剪接突变、起始密码子变异、单个或多个外显子缺失）
强	PS1：与先前已确定为致病性的变异有相同的氨基酸改变
	PS2：患者的新发变异，且无家族史（经双亲验证）
	PS3：体内、体外功能实验已明确会导致基因功能受损的变异
	PS4：变异出现在患病群体中的频率显著高于对照群体
中等	PM1：位于热点突变区域，和（或）位于已知无良性变异的关键功能域（如酶的活性位点）
	PM2：ESP 数据库、千人数据库、EXAC 数据库中正常对照人群中未发现的变异（或隐性遗传病中极低频位点）
	PM3：在隐性遗传病中，在反式位置上检测到致病变异
	PM4：非重复区框内插入 / 缺失或终止密码子丧失导致的蛋白质长度变化
	PM5：新的错义突变导致氨基酸变化，此变异之前未曾报道，但是在同一位点，导致另外一种氨基酸的变异已经确认是致病性的
	PM6：未经父母样本验证的新发变异
支持证据	PP1：突变与疾病在家系中共分离（在家系多个患者中检测到此变异）
	PP2：对某个基因来说，如果这个基因的错义变异是造成某种疾病的原因，并且这个基因中良性变异所占的比例很小，在这样的基因中所发现的新的错义变异
	PP3：多种统计方法预测出该变异会对基因或基因产物造成有害的影响，包括保守性预测、进化预测、剪接位点影响等
	PP4：变异携带者的表型或家族史高度符合某种单基因遗传疾病
	PP5：有可靠信誉来源的报告认为该变异为致病的，但证据尚不足以支持进行实验室独立评估

资料来源：王秋菊，沈亦平，邬玲仟，等 . 遗传变异分类标准与指南 [J]. 中国科学（生命科学），2017，47（6）：668–688.

附表 2　良性变异分类标准

良性影响的证据	分类
独立证据	BA1：ESP 数据库、千人数据库、EXAC 数据库中等位基因频率 >5% 的变异
强	BS1：等位基因频率大于疾病发病率
	BS2：对于早期完全外显的疾病，在健康成年人中发现该变异（隐性遗传病发现纯合、显性遗传病发现杂合，或者 X 连锁半合子）
	BS3：在体内外实验中确认对蛋白质功能和剪接没有影响的变异
	BS4：在一个家系成员中缺乏共分离
支持证据	BP1：已知一个疾病的致病原因是由于某基因的截短变异，在此基因中所发现的错义变异
	BP2：在显性遗传病中又发现了另一条染色体上同一基因的一个已知致病变异，或者是任意遗传模式遗传病中又发现了同一条染色体上同一基因的一个已知致病变异
	BP3：功能未知重复区域内的缺失 / 插入，同时没有导致基因编码框改变
	BP4：多种统计方法预测出该变异会对基因或基因产物无影响，包括保守性预测、进化预测、剪接位点影响等
	BP5：在已经有另一分子致病原因的病例中发现的变异
	BP6：有可靠信誉来源的报告认为该变异为良性的，但证据尚不足以支持进行实验室独立评估
	BP7：同义变异且预测不影响剪接

资料来源：王秋菊，沈亦平，邬玲仟，等 . 遗传变异分类标准与指南 [J]. 中国科学（生命科学），2017，47（6）：668–688.